U0010801

椰子用法大全

Coconut Water and Coconut Oil

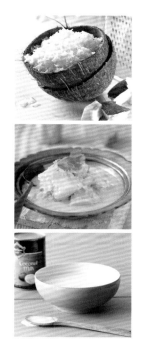

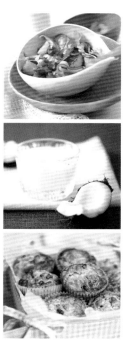

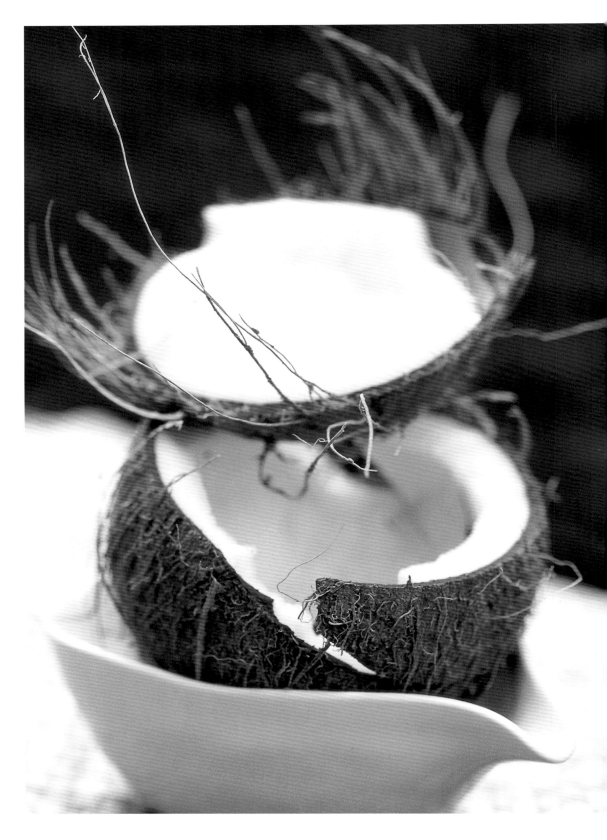

Coconut Water and Coconut Oil
椰子用法大全

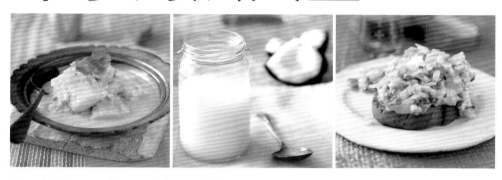

Cook Yourself Healthy With Coconut Water, Oil, Milk and More

- 來自椰子水和椰子油的健康料理
- 利用自然食材的療癒力做出美味的佳餚

卡薩琳‧阿特金森（Catherine Atkinson）◎著

郭珍琪◎譯

晨星出版

推薦序

　　從事椰子油的教學已三年多了，期間看了不少中、英文椰子油相關的書籍及資訊，以這本《椰子用法大全》分析椰子的解釋最詳細，我終於知道要如何解剖椰子，在享受其甘甜的椰肉，椰子水前，要先在烤箱裡烤一下。過去為了要剖開堅硬的椰子外殼，動刀兼用鐵槌，費盡心力，不得不放棄其內在的美食，然審閱本書之後，我已經可以輕鬆自在的享受椰子水、椰肉、椰奶咖啡拿鐵（椰肉與咖啡置入攪拌機打成濃液）、椰子醬了（椰肉與椰子水用攪拌機打成濃汁，置入冰箱凝聚成醬）。

　　本書的椰香料理，花樣很多，看了口水直流，讀者可以按照自己的口味，加減變化，如爆玉米花淋醬，作者的處方是椰糖攪勻在椰子油裏，我則再混合些可可粉，做出來的玉米花口感濃郁芳香，越吃越順口，個個欲罷不能，上課的學生大家都讚不絕口。

　　我力行閱讀養生與演講十多年了，以椰子油的粉絲們最多。椰子產品被阿育吠陀醫學視為醫療聖品，直到現在醫藥科學的興起，才開始慢慢解開椰子油的療癒秘密，而這些研究也都顯示椰子油與藥物一樣，具有很多有效的用途，故有人譬喻椰子油是食品，又好像是藥品。使用椰子油的好處對改善下列症狀效果最明顯，如糖尿病、肌少症、失智症、甲狀腺功能衰退、牙床流血、皮膚乾燥，體重過重等，我的經驗是椰子油養生賜我健康元氣，精力充沛，皮膚柔細，我除了看牙醫外，未曾使用健保卡看過疾病。

　　校稿期間，適逢罹患糖尿病多年的弟媳相約宜蘭吃美食，以感謝我教導她服食椰子油，三餐不吃澱粉飲食後，改善了身體上的若干不適。美食佳餚席間我弟弟的幾位朋友，皆有相同糖尿病方面的困擾，好奇的請教我椰子油有什麼好處，並相約本書出版後，請我跟他們上課，示範椰子的各種相關飲食與保健。

椰子油起煙點高，不怕氧化，烹煮時可耐高熱。希望讀者們也能跟我一樣，將椰子油當成貼身良伴，把椰子油列為廚房的首選用油；並隨身攜帶附噴嘴的椰子油小玻璃瓶，於喝咖啡、紅茶時，代替奶精；隨時以椰子油漱口以維護口腔衛生；日曬前保養肌膚，可避免紫外線的侵害，更是輕鬆方便滋潤皮膚的好方法。

　　『永遠年輕十歲』是我與粉絲們相約健康養生之道的指標，銀髮族們請大聲跟我一起說『I am not an old people, I am a happily aged people, 我不是老人，我是樂齡族』。親愛的讀者們!請跟我一起力行閱讀養生吧～相信這本《椰子用法大全》能帶給更多人健康與幸福，讓我們永遠年輕十歲，未來更加青春美麗、健康樂活。

中華大學健康促進講座講師
自然生活派藥師
王康裕

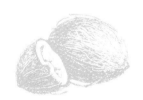

注意事項

雖然本書的建議和資訊在出版之際已是準確無誤，但如有任何錯誤或遺漏，或因實踐本書指令或建議而造成任何傷害或損失，本書作者或出版商一律不負責任何法律義務或責任，請讀者自行斟酌。

安全需知

如果你有腎臟方面的問題，或者正在限制鉀的攝取量，那麼你的飲食中就不應該包含椰子水或任何含有椰子的相關產品。此外，椰子相關產品永遠不可以取代處方藥物。

配方需知

- 括弧內的用詞是針對美國讀者。其中所有的食譜，份量均以公制和英制表示，你也可以使用標準量杯和湯匙。你可以依照其中一種衡量單位，但不要相互混淆，因為單位不同，它們是不可互換的。

- 標準湯匙和量杯的單位為：
  1 茶匙＝5毫升；1 湯匙＝15毫升；
  1 杯＝250毫升／8液體盎司
  澳大利亞的標準湯匙單位為20毫升，所以澳大利亞的讀者需以3茶匙的份量來取代1湯匙。

- 美國的品脫是16液體盎司／2杯，美國讀者在測量液體時，應以20液體盎司／2.5杯來取代食譜中的1品脫。

- 烤箱的溫度是針對傳統烤箱，如果使用風扇烤箱，溫度可能需要降低大約10-20℃／20-40℉，你可以參考你的烤箱說明手冊。

- 每份食譜的營養成分分析是以一份量計算（每份或每單位），除非有特別的說明。如果食譜的單位為一定份量，例如4-6份，那麼營養成分分析則是以小份量計算，例如以分為6份量為準。營養成分分析中並不包含自選的成分，例如調味的鹽等。

- 書中採用的雞蛋為中等（美國為大顆），除非另有說明。

目錄 CONTENTS

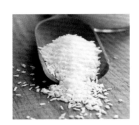
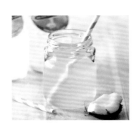
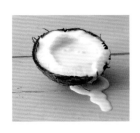

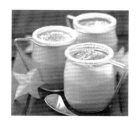

目 錄 CONTENTS

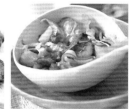

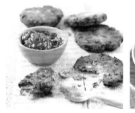

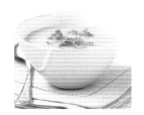

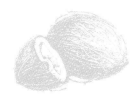

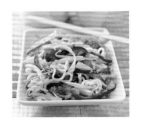

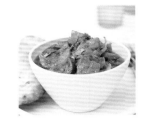

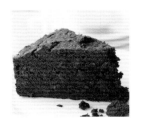

椰子簡介

　　太平洋島國的椰子樹被稱為「生命之樹」，即使在人們尚未意識到它的神奇保健功效之前，好幾世紀以來，不管是在主食或貿易方面，它一直是許多人的重要資源。在幾百萬年前，椰子樹最早的生長地很可能是在印尼和馬來西亞；今日，椰子樹普遍生長於世界各地的熱帶氣候區，從遠在北方的夏威夷到南方的馬達加斯加島都有，而且它們的產品幾乎無所不在。

■ 椰子深入世界各地

　　椰子很可能是透過船隻和海洋在島嶼及各大洲之間散播開來，航海者經常帶著椰子一起旅行，因為它們不像多數的生鮮食品，它們可以保存好幾個月。

▼圖左椰子樹是許多熱帶國家常見的景象。圖右上椰子的外表因類似猴子的臉孔而得名。圖右下椰子的外殼和椰子油有許多其他的用途。

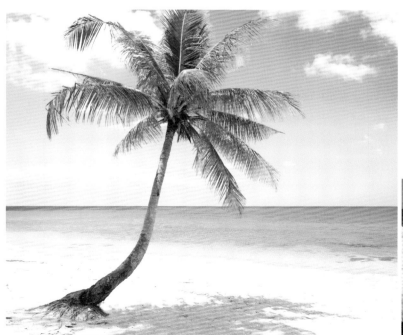

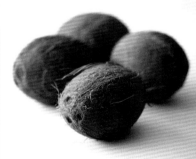

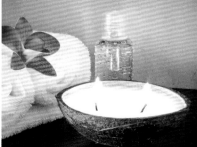

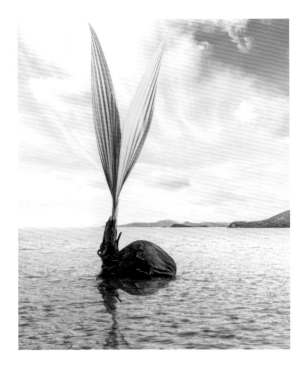

◀椰子浮在水面上，這也是它們可以漂洋
過海，遍佈世界各地的部份原因之一。

椰子富含纖維的外殼很輕，具有浮力和耐水性，這個特性使它們可以漂洋過海，到達遙遠的彼岸，一些經過這些漫長旅程倖存下來的椰子，就在新的土地上紮根並且成長。

在十六世紀，德雷克爵士（Sir Francis Drake）稱椰子為「nargils」，但當西班牙和葡萄牙探險隊第一次看到它們時，他們將之命名為「coco」，意指「猴臉」或「怪物」，因為這種帶有三個凹陷標記的棕毛水果，看起來很像一個有兩顆眼睛和一個嘴巴的頭。怪物寓言常常被用來嚇唬孩子，人們總是告訴小孩「si no te portas bien vendra el coco」（意思是：如果你不乖，怪物就會來抓你）。在十八世紀中期，山繆‧強生（Samuel Johnson）將「cocoanut」一詞列入他的英語字典中。

然而這與巧克力原料可可豆「cacao beans」產生極大的混淆，所以日後人們將該字中的「a」去掉。

椰子如何生長

「coconut」椰子的名稱其實有點用詞不當，在植物學上，它其實是一種大型「核果」而不是「nut」（堅果），只生長在陽光充足濕潤的沙地上，椰子樹有兩種類型，簡單區分為「高種」和「矮種」。高種椰子樹可高達30公尺／100英呎，目前已大量種植，因為它們的椰子產量較高，壽命也較長，大約八十年左右，但它們從種植到開花結果，生產第一顆椰子所需的時間可能要長達七年左右。矮種椰子樹的高度大約是高種椰子樹的三分之一，雖然種植幾年後就可開花結果，但栽種較為困難。

椰子核果是以10至12顆成串生長，貼近於樹幹頂端，平均每一年，一顆椰子樹至少可以生產60顆以上椰子。椰子從開花到成熟大約需要一年的時間；「青皮嫩」椰子大約在結果後五個月採收，以提取它們的水分。

一顆椰子分為好幾層：第一層為光滑的外皮，通常為綠色，稱為外果皮；第二層是纖維層，稱為中果皮；第三層是帶有三個萌發孔的木質層，稱為內果皮。當你購買青皮嫩椰子時，所有的三層是完好無缺，但當你購買成熟的椰子時，前二層已被去除，這也是為何青皮嫩椰子較大，成熟椰子較小的原因！

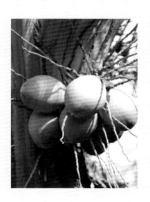

許多人口的經濟繁榮至今仍仰賴椰子，在二十世紀初期，印度洋的尼科巴群島仍然以椰子作為貨幣。數百年來，這些和其他地方，椰子也被用來作為食品、護膚和護髮產品，由於它們具有抗菌和殺菌的特性，這使得它們適用於醫療用途。

在一九四一至一九四五年的太平洋戰爭中，西方的醫生發現椰子水的效用，包括可以取代電解質，以及他們在醫療用品短缺之際，成功地使用青皮嫩椰子水代替點滴和無菌水。至今，從椰子萃取出的物質仍然廣泛運用在現代醫學的各種疾病治療上。

椰子水和椰子油

椰子是世上最萬用的食物之一，光是外殼的纖維就是無數種製品的原料。大多數椰子產品可在超市和健康食品商店中購買，或者也可以透過郵購方式買到，其中椰子水和椰子油更是因其可以增進健康功效而聞名。不過，椰子的其他產品也都可以用來取代較不健康的脂肪和碳水化合物。

■ 椰子水

椰子水是青皮嫩椰子空心中的液體，椰子水和椰奶不一樣，這是兩種全然不同的產品。青皮未成熟的椰子，又稱為「果凍堅果」（jelly-nuts）或「嫩堅果」（tender nuts），通常是在開花結果五至七個月後採收，這種幾乎有點透明的混濁液體比水稍微濃稠，帶點淡黃色或偶爾有點粉色的色調，味道甜中帶酸，有一點堅果味，並且含有許多有益健康的維生素和礦物質、植物營養素、抗氧化劑和酶，因而使椰子水贏得美譽，成為大受歡迎的健康飲料。

由於椰子樹通常生長在海邊，它們的根部吸收了富含礦物質的海水和雨水，所以椰子水是大量礦物質的來源，例如的鉀、鈣、鎂等，它同時也含有微

量礦物質，包括碘、鋅、錳、硒。椰子水其中一個主要的好處是它的電解質含量，這也是為何椰子水是一種很好的運動飲料，它的熱量低、不含脂肪與零膽固醇，超級補水和保濕，可以降低血壓和提升免疫力等，它的益處不勝枚舉，這些只算是其中的少數而已。

　　椰子水一直以來是整個拉丁美洲、加勒比海、亞洲和椰子產區偏愛的飲料，現在它已從整顆插吸管暢飲的形式，包裝成瓶裝、罐裝、紙盒裝出口至世界各地。一些超市甚至有賣新鮮的青皮嫩椰子，你可以自己從中提取未經加工過的椰子水。

　　椰子水是一種多樣化的產品，可以作為飲料或用於烹飪。瓶裝和罐裝椰子水的保存期限通常為24個月以上，每種品牌的風味不盡相同，你可以多做一些嘗試。即使你每次都買同樣的品牌，味道還是有可能略微不同，因為椰子的產地來自各地，同時季節、氣候、土壤條件等都會對產品造成一些影響。

　　在購買前請仔細檢查標籤上的內容，並且選擇純天然無添加的椰子水，這種椰子水價格可能較高。許多品牌的椰子水來自「濃縮」，這意味著大部份的水分在生產過程中已被蒸發，利於運輸和儲存之便，之後於包裝前再添加水分，然而這樣已影響了椰子水的功效。有些椰子水，特別是罐裝產品，往往會加一些水稀釋，通常大約為15%，有些還可能含有糖分。它們雖然是其他罐裝飲料的極佳替代品，但不適用於烹調，易使菜餚太甜。大多數的椰子水都經過過濾和低溫殺菌，一旦開封後就要冷藏，並且最好在24小時內食用完畢。若要發揮最大效益，一天可以喝二杯或三杯（250毫升／1杯量的椰子水），或將之用在烹調上。

▼椰子產品包羅萬象，從椰子水、椰子油、椰子粉、椰糖、椰奶和其他許多促進健康的食品。

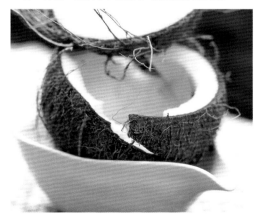

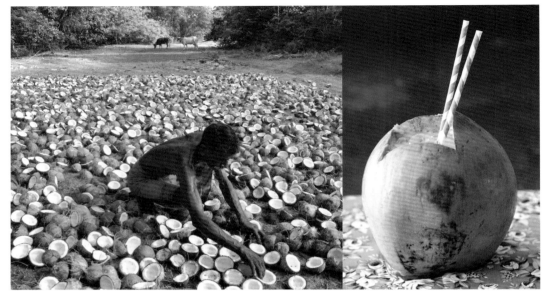

▲上圖左一位印度農夫正在曬椰子，以便做成椰肉乾，之後再從中萃取椰子油。上圖右從青皮嫩椰子中可以喝到最新鮮的椰子水。

■ 椰子油

　　在室溫下呈白色固體，質地柔滑的椰子油，當溫度升高至24℃／75℉時，它會融化成清澈的液體。椰子油的味道可能帶有濃郁、溫和的堅果香或完全沒有味道。椰子油含有90%以上的飽和脂肪，然而，與動物脂肪的有害長鏈脂肪酸不同的是，椰子油主要是中鏈脂肪酸，它們在體內的反應不同（見第32頁），對身體健康有許多益處。

營養資訊：－250毫升／1杯椰子水： 熱量20大卡；蛋白質5公克；碳水化合物0公克，其中的糖15公克；脂肪0公克，其中的飽和脂肪0公克；膽固醇0毫克；鈣0毫克；纖維7.5公克；鈉630毫克。

營養資訊：－30毫升／2湯匙椰子油： 熱量198大卡；蛋白質0公克；碳水化合物0公克，其中的糖0公克；脂肪22公克，其中的飽和脂肪19公克；膽固醇0毫克；鈣0毫克；纖維0公克；鈉0毫克。

　　加工處理的過程可以提高或降低椰子油的品質、營養價質和廣泛的用途。正如其他油一樣，所有的椰子油都不可混為一談，它的品質取決

於提取的過程。不管是否有經過精煉的過程，購買時一定要仔細檢查標籤，這樣你才會知道自己買到的是何種產品。你或許會看到多種名詞，包括生「raw」、冷壓「cold-pressed」、初榨「virgin」、有機「organic」、精煉「refined」和未精煉「unrefined」，或通常是這些字的組合名詞。

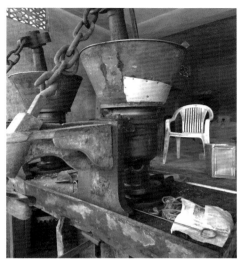
▲印度喀拉拉邦傳統的椰油研磨機，在當地椰子油是普遍的烹調用油。

■ 冷壓椰子油

　　這種是最優質與最天然的椰子油，它帶有細緻的椰子香味，可以提升食物的美味，不會喧賓奪主。「初榨」椰子油意味著油脂未經過加工處理。你或許還會看到標籤註明「未精煉」，意指相同的事情。初榨椰子油來自新鮮或椰子乾（稱為椰肉乾）壓榨提取而成。雖然名為「冷壓」，但過程中需要一些溫度，不過溫度都保持在120℃／250℉以下。在提取過程中，椰肉乾混合物會靜置一或兩天，直到油分離出來浮在頂端。

　　這種低溫提取與極少加工過程意味著椰子油可以保留其抗氧化物、維生素和全部有益健康的屬性。然而「生椰子油」意味著提取過程中溫度不超過34℃／118℉，所以冷壓椰子油不一定是生椰子油。

■ 初榨椰子油

　　初榨椰子油是其中一種不會因為加熱而受到破壞的日常烹飪用油，它的發煙點極高，在232℃／459℉。「特級初榨」椰子油和「初榨」椰子油是相同的

產品，「特級」一詞幾乎毫無意義，這點與橄欖油不同，目前椰子油的生產幾乎沒有所謂的行業法規。

離心機提取椰子油

這是一種簡單的提取法，而且通常可以生產高品質的椰子油。將新鮮的椰子置於離心機加入熱水，之後高速運轉將油、固體和椰奶分離。這種分離法會使用各種不同的溫度，如果你想購買「生」椰子油，你一定要仔細閱讀標籤。

水榨提取椰子油

在這個過程中，椰肉先以開水煮過，直到椰肉軟化，釋放其中的油脂。在冷卻的過程中，椰油會浮於頂端，雖然這是純椰子油，不含任何不良的化學物質，但高溫沸騰的過程會破壞其抗氧化物和其他營養物質，包括維生素B群。

壓榨提取椰子油

這種椰子油的品質好壞差別很大，取決於是否使用化學物質。椰肉經過磨碎，再放入螺旋壓榨機中提取油脂，即使這不是高溫提取法，但在過程中大量摩擦所導致的高溫可能介於60℃／140℉與99℃／210℉之間。雖然在這些溫度下，油脂的屬性不易受損，但這種油仍然稱不上是「生」椰子油。

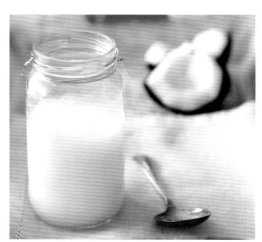

▲在室溫（24℃／75℉以下），椰子油呈白色固體狀，融化後則呈透明液體狀。

■ 精煉椰子油

　　精煉法可以去除雜質，以及任何曾經在提取過程中加入的化學物質，這也是為何精煉椰子油無味。它的價格遠低於特級初榨或初榨椰子油，適用於需要大量油脂的烹調，例如油炸。精煉未必是件壞事，因為現代方法包括使用蒸氣或矽藻土（作為過濾器的軟岩）來過濾油脂。「壓榨」精煉椰子油可避免其他類型提取法可能使用的不當化學物品。

　　精煉、漂白、脫臭（RBD）是一種相當普遍的提煉法，包括椰子油，但這種提取法油質容易變質（除臭則是用來掩蓋難聞的腐臭氣味）。而且這種作法也被用於添加化學物質提取的油脂，除非其中化學物質已去除，不然可能對人體有害。應盡量避免使用這種類型的椰子油。但不幸的是，未精煉冷壓初榨椰子油和精煉、漂白、脫臭椰子油都有相同乳白色的外觀，所以很難從外表分辨。一個簡單的方法就是透過香氣區分它們，初榨椰子油聞起來像椰子，精煉、漂白、脫臭（RBD）椰子油則是無味，然而不良的廠商可能會在其中添加椰子的香料。

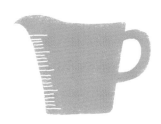

選購椰子油

- 千萬不要自以為椰子油上的「有機」標籤就代表它不是精煉，這只是保證該油品沒有使用非有機溶劑處理，或者該椰子樹不施以農藥，或者是根據該生長國家的法規使用肥料。

- 留意！如果你看到「氫化」或「部份氫化」的標籤。這個過程涉及結合氫粒子，以使油品更飽和，提高油的熔點，讓油質更穩定，延長保存期限，尤其是在熱帶的國家。從健康的角度來看，我們應避免氫化油脂，因為它們會形成反式脂肪，進而導致心臟等方面的問題。如果產品含有反式脂肪，它就應該註明在標籤上；目前已有許多國家都禁止使用反式脂肪。

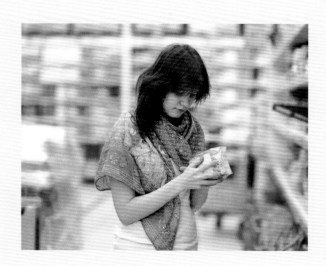

其他的椰子產品

　　椰子一年四季都有生產，在南半球主要生產地的旺季從10月到12月。在西方世界銷售最多的類型為硬褐色「石頭般」的成熟椰子，又稱為「毛絨椰子」（tufted coconut），不過在市面上也買得到青皮嫩椰子。

■ 青皮嫩椰子

　　新鮮、青皮、未成熟的椰子從結果到採收只有幾個月，它們的椰子水含量比成熟的椰子多。這些液體被一層軟嫩半透明的果凍包圍著，當椰子成熟後，這一層果凍就會變成堅硬的椰子肉。青皮嫩椰子通常是綠色，不過也有黃色或橙色，它們大多以半成品銷售，外皮被切除，類似白色矮胖的火箭，外觀包裹著一層薄膜，以保持其濕潤度。青椰子必需在2-3天內吃掉，它們的準備方法（必需非常謹慎小心）與成熟棕色的椰子相同，如下圖所示。

■ 成熟的椰子

　　這種褐色毛絨椰殼在一端處有類似三眼狀的萌發孔，內層是一層更薄的棕色表層稱為種皮，黏附其上的則是乳狀堅硬的椰肉，中間則是中空充滿椰子水，這點是辨別椰子新鮮度的指標；當你搖晃椰子時，應該可以聽到內部大量液體的聲音，並且可以感覺到椰子的重量。避免選購看起來、摸起來或聞起來潮濕的椰子，特別是在「三眼狀」的周圍。成熟椰子若置於乾燥陰涼處或冰箱中，大約可以保存一個月，不過最好是在購買後一個星期內吃掉。

■ 如何處理青皮嫩椰子

1 將椰子側面置於實心木板上，用菜刀在頂端切下2.5公分／1英吋，手請遠離刀片，將椰子立起來。

2 使用靠近手把處的刀角，在椰子頂端邊緣處深切一道切口，確保一刀直接切入。

3 將椰子旋轉大約90度，以同樣的方式再深切一道切口，之後再重複同樣的步驟兩次，這樣一來，你就有一個正方形的開口蓋，過程請小心。

4 用小刀（安全起見）將頂部方形蓋撬開，之後就可以用長吸管喝裡面的椰子水（如果你喜歡，你可以添加幾個冰塊），或者你也可以將椰子水倒進大水壺或玻璃罐中飲用。

5 使用長勺將裡面凝膠狀的椰肉挖出，它帶有一種柔嫩和極佳的風味，可作為一種健康的點心或零食。

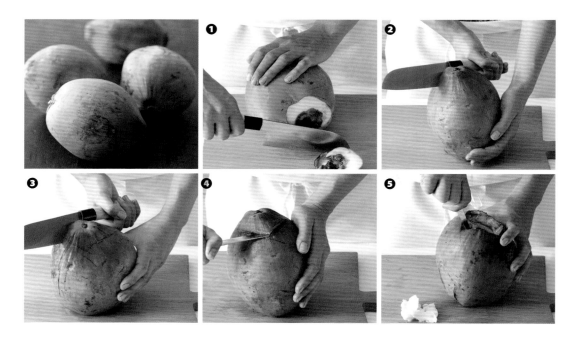

■ 如何處理成熟椰子

　　要打開一顆成熟的椰子可能非常棘手，過程中一定要謹慎小心避免受傷，並且確保要有足夠的空間。

1 如果必要，先將成熟椰子上的一些棕毛拔除，然後將整顆椰子放入預熱180℃／350℉／Gas 4的烤箱烘烤15分鐘。這個過程並非必要，不過這有助於縮小椰核內的椰肉，使其事後容易剝除。烘烤後，將椰子從烤箱取出，靜置冷卻後處理。

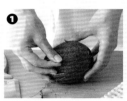

2 若要提取椰子水，請將椰子放入小碗直立固定好。用鑽孔（鑽片要事先清洗乾淨）、螺絲刀或小刀在椰子頂端的兩個「眼睛」中間打洞。如果你使用的是螺絲刀或小刀，務必要非常小心，以免刀片滑動。

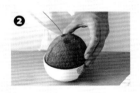

3 將穿孔的椰子顛倒過來，讓椰子水流入下方的碗中。你或許要將收集好的椰子水倒入過濾器，以去除一些掉入碗中的椰殼碎屑。

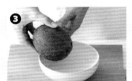

4 用厚毛巾將椰子穩穩固定好，以大刀（不是刀片）或菜刀的刀背直接敲椰子周圍，直到椰殼裂開。或者，你可以將椰子用乾淨耐用的塑膠袋包起來，拿到戶外，用鎚子沿著外殼敲打。

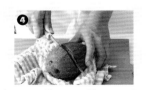

5 用堅固鈍的刀具將椰肉從殼中挖出，從遠離手的那一端開始挖。之後，你可以用蔬菜削皮器將白色椰肉上的褐皮去除，如果必要，你可以沖一下冷水，以去掉椰肉上的椰殼屑或棕毛。

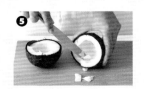

■ 椰絲、椰片和椰蓉

　　這些成分都是來自成熟椰子的白色椰肉，如果你要製作料理，你可選擇新鮮、乾燥或烘烤椰肉。新鮮椰肉非常美味，適用於咖哩、沙拉和醬汁，或者灑在冷的甜點上。

　　乾燥椰肉通常用於烘焙和糖果點心類。如果你想自己動手做，你可以購買無糖或含糖的椰肉。長細絲的椰肉是以中型刨絲器製成，脫水（乾燥無糖碎片）的椰肉磨得更細，有時幾乎成粉末狀。在大量生產的過程中，椰肉是以大約50℃／120℉的熱空氣烘乾，直到含水量在3%以下。商店內銷售的椰肉有時含有添加劑，以確保其不會黏成一團，並且保有純白的顏色；而未經處理的椰肉往往帶有奶油黃的色彩。

■ 椰子醬

　　雖然椰子油和椰子醬看起來很相似，但它們是完全不同的產品。然而，但有一些廠商會使用相通的術語，讓人容易混淆，因為椰子油具有乳狀的質地，所以要確保你所購買的產品在室溫下，椰子油呈現柔軟質地的白色脂肪，而椰子醬的質地是更為堅硬。椰子醬是混合切碎細椰絲（成熟椰肉乾）所製成的濃稠醬汁，適合作為抹醬或用於烘焙製品，但並不適用於油炸，因為低溫很容易烤焦。椰子醬不用冷藏，保存期限可長達兩年。有時候椰子醬中的油脂可能會與固體分離，如果發生這種情況，使用前再攪拌均勻即可。

■ 自製椰絲、椰片和椰蓉

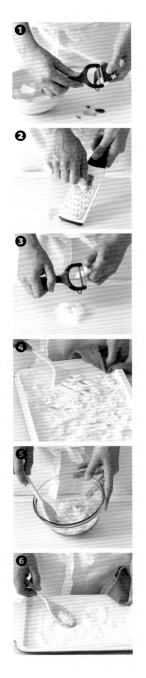

1 一旦你將新鮮椰肉從椰殼上取出後，將它們放入椰子水或冷水中，這可以使它們保持濕潤柔軟，直到使用它們。你可以剝除褐色的椰皮或將之保留，然後將之過篩瀝乾。

2 **椰絲製作：**用中型刨絲器刨新鮮椰肉，盡量刨越長越好，如果你想做粉狀椰肉（椰蓉），則要使用細孔刨絲器。

3 **片狀椰子（椰片）：**用削皮刀將新鮮椰肉削成長條狀，若要保有更天然的外觀，你可以保留一些褐色的外皮，而不是完全削除乾淨。

4 **烘烤椰肉：**將椰絲或椰片放在鋪有烘烤紙的烤盤上，之後放入烤箱以150℃／300℉／Gas 2烘烤12-15分鐘，每隔幾分鐘就翻面一次，使烘烤顏色更加平均，直到椰肉呈金黃色。要隨時留意，因為椰肉很容易烤焦。

5 **香甜椰片：**將椰片放在鋪有烘烤紙的烤盤前，先加入30毫升／1湯匙的蜂蜜拌勻。

6 **椰蓉（椰子粉）：**你要將椰絲烘乾而不是烤乾，將椰絲薄鋪一層放在有烘烤紙的烤盤上，之後放入烤箱以120℃／250℉／Gas 1/2溫度烘烤12-15分鐘，在這過程中要經常翻攪，當烘乾後，椰子會變乾、酥脆。

■ 自製椰子醬

1 將250公克／3杯無糖全脂椰蓉放入食物處理器中攪拌3-4分鐘後，將兩旁的椰蓉刮到中間。

2 再一次攪拌幾分鐘後停止，再將兩旁的椰蓉刮到中間，不斷重複這個過程，直到椰子油分離出來，且混合物呈現非常均勻的糊狀（或許不像市面上的椰子醬那麼光滑）。這個過程可能需要20分鐘以上，或者更久的時間。

3 將做好的椰子醬裝入乾淨的玻璃罐，置於室溫保存即可，保存期限至少可長達一年。

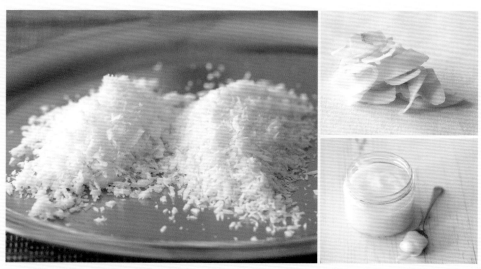

▲上圖左自製椰絲和椰蓉（無糖細椰絲乾）很容易。右上圖烘烤椰片可以增加風味。右下圖椰子醬看起來很像固態的椰子油。

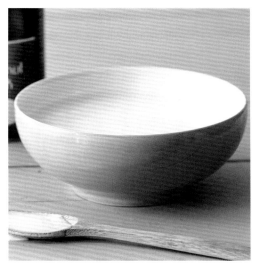

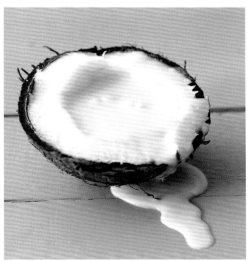

▲椰奶出現在世界各地的無數食譜中，市面上
　有銷售罐裝或粉末狀的椰奶形式。

▲椰漿來自椰肉製成，帶有濃郁的風味，你可以
　購買罐頭椰漿或從椰奶罐頭中挖取。

■ 椰奶和椰漿

　　在眾多美食中，椰奶和椰漿的使用非常普遍——包括印度、印尼、泰國、加勒比海地區和巴西等菜餚，椰奶其實不是椰子裡的液體，而是提取自新鮮椰肉製成的產品。它的味道濃郁類似鮮奶油，顏色和外觀很像牛奶，因為其含有天然的高脂成分。它的製作方法是將椰子浸泡於熱水，然後透過細小濾網以冷卻和擠壓的方法提取其中的液體。

　　在熱帶國家中，你可以買到兩種類型的椰奶：「厚」椰奶，這是直接將椰肉放入平紋細布（棉布）擠壓磨碎而成；另一種則是「稀」椰奶，這是將擠壓好的椰肉，在過濾前先浸泡在熱水中二、三次左右。

　　在西方國家，椰奶通常是罐裝銷售，並且融合厚與稀的椰奶，每一種品牌略有不同，脂肪的含量可能介於每100毫升在7.5－15毫升之間。多數品牌會含有增稠劑、穩定劑和乳化劑等添加物。在罐裝的椰奶中，椰漿（濃厚白色的部分）與稀薄水多的椰奶似乎會分為兩層，所以在開封前一定要先搖動使椰漿和

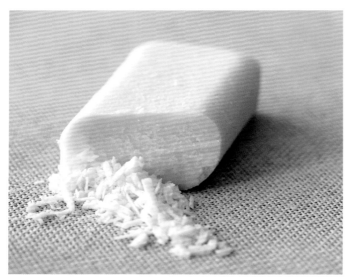

▲濃縮椰奶來自椰奶製成，使用方便，且更可靈活運用，呈塊狀或小袋
包裝的形式。

椰奶混合均勻。你也可以購買減脂的椰奶，通常這種椰奶的脂肪含量比全脂椰
奶相對減少30%。

　　椰奶也有粉末的形式，你可以加水調和所需的濃度，特別適用於只需要少
量椰奶的情況。一般混合的比例為水是椰子粉的兩倍，一邊加水一邊攪拌，但
如果你想用椰子粉增加料理的濃稠度，你可以減少水量。

　　椰漿是椰奶濃稠乳質的部份，會浮到椰奶上層，如同牛奶上層的鮮奶油，
它的水分較少，但油脂較多。如果你不搖一搖椰奶罐頭，你可能會舀到上層的
椰漿，如果事先將椰奶冷藏，那你就更容易取得椰漿，不過你也可以購買只包
含椰漿的產品。椰漿可以替代許多食譜中的鮮奶油，而且在煮沸時也不會有油
水分離的現象，它的含脂量（35%）大致與發泡鮮奶油相同。

　　任何未使用完的椰奶或椰漿都必需倒入密閉容器中，放於冰箱冷藏，並且
在三天內使用完畢。

■ 自製椰奶和椰漿

1 剝除成熟椰子裡的椰肉，去除褐色外皮。將白色的椰肉切小片，放入食物處理器。倒入150毫升即將沸騰的水攪拌，直到混合均勻呈光滑狀後，靜置待涼五分鐘之後再攪拌幾秒鐘。

2 將這些混合物倒入棉布或乾淨毛巾過濾，用玻璃碗、磁器或塑膠碗（椰子對金屬會產生反應）接著流出的液體，最後壓擠棉布，將其中的椰奶擠出。

3 將提取的液體靜置30分鐘，椰漿會浮於椰奶之上，你可以用湯匙將之舀出。你可以重複這個浸泡和擠壓的過程，以提取更多（較稀薄）的椰奶。使用後的椰肉不要丟棄，它還可以用來做椰粉（見第18頁）。一顆椰子大約可以提取250毫升的椰奶和椰漿。

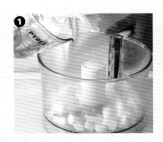 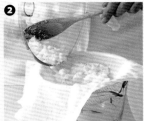 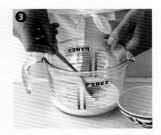

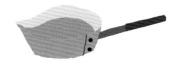

■ 濃縮椰奶「creamed coconut」

　　市面上以小塊固體狀銷售，濃縮椰奶是一種壓縮無糖脫水的磨碎成熟椰肉，帶有奶油質地的口感。濃縮椰奶不是椰漿，千萬不要混淆，這是一種濃縮的液體，椰子味更強烈，可置於室溫保存，適用於勾芡或增加咖哩、湯品和醬汁的濃稠度。使用方法是將之磨碎或切碎，然後加入熱的料理中即可融化。倒入熱水就可製成椰奶，但不是椰漿。市面上也有袋裝的濃縮椰奶，通常每袋的容量為50公克／2盎司。使用方法是將袋裝濃縮椰奶浸泡於熱水，直到完全融化即可。

■ 椰粉

　　從磨碎的椰肉製成，椰粉不含麩質、低致敏性，而且纖維含量幾乎是全麥麵粉的兩倍。由於可消化性的碳水化合物含量低，對血糖波動衝擊較小，所以非常適合那些限制碳水化合物攝取量的人，如糖尿病和糖尿病前期患者，同時也非常適合患有麩質過敏症的人。它也是一種蛋白質很好的來源，每100公克／3.5盎司椰粉含有大約19公克／四分之三盎司的蛋白質，同時還含有月桂酸——這是一種飽和脂肪，有助於支援免疫系統的功能。此外，它還含有錳，有利於其他營養素的利用，包括硫胺素和維生素C，這些營養成分可以支援骨骼和甲狀腺健康，並且有助於維持最佳的血糖值。

　　椰粉是椰奶的副產品，取自剩餘的椰肉，經過低溫乾燥，然後磨成細粉狀的粉末。它具有一種獨特的椰子味，但椰粉不像一些無麩質麵粉，如果事前沒有調整配方的份量，它並不容易與一般食譜搭配，因為它的吸水量大，在烘焙的過程中，至少要加與椰粉等量的液體。由於它不含麩質，所以要添加一些黏附性的成分，例如雞蛋或甜味劑，例如蜂蜜或楓糖漿。你可以參考特別為椰粉設計的食譜，或者，如果你想用自己一般的烘焙食譜，你可以用椰粉取代其中10-30%的穀物麵粉，然後多添加一些雞蛋和液體。你也可以用椰粉作為醬汁和肉汁的增稠劑。它的保存期限很長，如果置於乾燥陰涼之處，大約可以保存一年以上。

■ 自製椰粉

1 烤箱以100℃／225℉／Gas1/4預熱，烤盤鋪上一層烘焙紙（不要使用鋁箔，因為金屬可能會影響椰子的味道）。將製作椰奶（參閱第17頁）留下的椰肉在烤盤上薄薄鋪上一層，如果椰肉結塊，請用叉子將之打碎。

2 烘烤15分鐘後，從烤箱取出用叉子攪拌，然後再一次將椰肉平鋪均勻，之後再放入烤箱烘烤15-20分鐘直到完全乾燥。椰子即使在低溫下也很容易烤焦，所以整個過程要隨時留意。

3 烘乾後將椰肉從烤箱取出靜置冷卻。之後放入食品處理器磨碎4-5分鐘直到呈細粉末狀。磨好的椰粉可置於密封罐保存，並且在一年之內使用完畢。

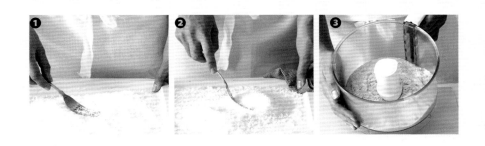

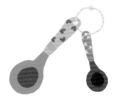

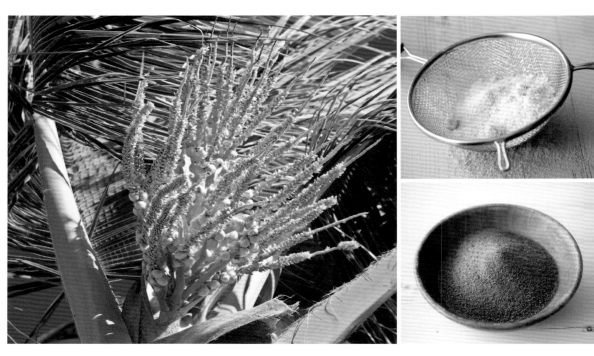

▲左上圖椰糖取自椰子樹的花蕾和花苞裡的汁液製成。
右圖上椰粉。右圖下椰糖。

■ 椰糖

　　有時標籤上會註明「椰子棕櫚糖」（coconut palm sugar）或「結晶椰子花蜜」（crystallized coconut nectar），椰糖口味細緻甜美，外觀和口感類似紅糖，但略帶焦糖味。幾千年以來，椰糖一直是椰樹生長區國家的一種天然甜味劑。由於加工過程少，其色澤、風味和甜度會隨著品牌與產品批次而有所不同，視椰子的品種和生長條件而定。市面上有糖結晶體、塊狀或液體的形式。

　　椰糖來自椰子樹的花蕾和花苞內的汁液，數十年來，它都是用手工採集。人們在花穗肉莖上割一道切口，用竹容器收集汁液，然後將之煮開，使其蒸發大部分的水分，直到成為濃縮的糖漿，又名為「棕櫚汁」（toddy）。之後再進一步濃縮成為軟糊狀、硬塊或結晶體的形式，或者做成糖漿，市面上看到的「椰子糖漿」或「椰子花蜜糖漿」就是這種類型，它的味道類似楓糖漿，但色澤較深。

　　椰糖的升糖指數（GI）為35，相較於升糖指數68的精緻白糖和蔗糖，它算

是一種比較健康的選擇，尤其是對糖尿病患者而言，因為它不像其他糖一樣會對血糖造成巨大的波動。你可以將之做為含糖飲品的替代品，以及運用在烹飪和烘焙中。

椰糖的礦物質含量極高，尤其含有豐富的鐵、鋅、鉀和鎂，與棕色的蔗糖相比，它的含鐵量多36倍以上，含鋅量則多10倍以上。它也含有大量的維生素B群：尤其是B_1、B_2、B_3和B_6，雖然有一些在沸騰的過程中會受到破壞。此外，椰糖還含有16或20種氨基酸，雖然有些是微量，不過值得一提的是，它含有大量的麩醯胺酸（glutamine），這是一種有助於新陳代謝的重要營養素。在一些國家中，「椰糖」（coconut sugar）和「棕櫚糖」（palm sugar）的名詞是通用的，但這兩種是不同的產品，所以如果你要購買正宗的椰糖，你要仔細閱讀標籤，選擇真正100%椰糖。

■ 椰子風味奶和飲品

市面上現在越來越多以椰子為主的飲料，這些包括可以代替牛奶的非乳製飲品，可以倒入早餐燕麥片、做成奶普、蔬果昔和用於烹飪，以及可以直接飲用。這些飲品大多數是水、椰奶和米奶混合製成，一般來說，它們的熱量很低，大約每100毫升含20大卡，而且含糖量少或甚至無糖。此外，許多產品還會添加維生素和鈣。

混合果汁和椰子與椰子蔬果昔也大受歡迎，有些包含無糖果汁混合椰子水或椰奶；有些則是水果飲料，其中添加椰子味和糖，購買時請小心閱讀標籤。

■ 椰果（Nata de coco）

這是一種帶有嚼勁的半透明果凍，市面上通常是切成小方塊狀。椰果是由發酵椰子水製成，其中的凝膠是微生物在過程中自然產生的纖維質。原產於菲律賓，其西班牙文的原意為「椰子奶油」，椰果經常加於罐頭水果中，例如鳳梨，因為它帶有淡淡的椰子香味和特別的口感。

■ 椰子醋

這是東南亞地區最具特色的風味，特別是菲律賓，當地稱之為「suka ng nyog」（椰子醋）。它的原料來自椰子花蕾的汁液，或者經過低溫殺菌混合糖的發酵椰子水，然後加入酵母靜置一周等待發酵，之後再添加發酵醋培養菌發酵一周。椰子醋色白、味甜、酸度低，最好的椰子醋還含有活菌種。

■ 椰子醬油（椰子氨基酸）

由椰子花蕊的汁液發酵製成，椰子氨基酸帶點鹹味，可以取代醬油。富含氨基酸，不含小麥和黃豆，所以非常適合採取舊石器時代飲食的人使用，椰子氨基酸一旦開封後要置於冰箱冷藏。

▼下圖左椰子飲品有各種不同的口味。下圖右椰子醬油（氨基酸）和椰子醋可以分別代替醬油和其他類型的醋。

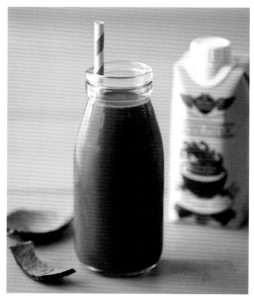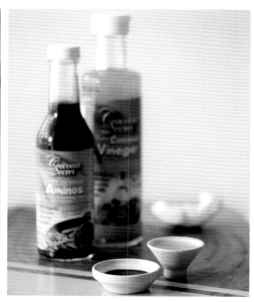

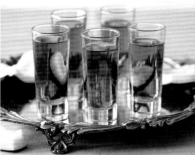

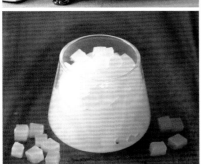

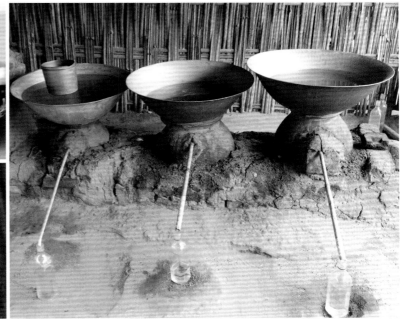

▲左上圖亞力酒直接喝即可，如同一些烈酒可以一口飲盡。左下圖椰果帶有嚼勁。右上圖緬甸蒲甘附近取自棕櫚樹汁液的傳統亞力酒蒸餾法。

■ 椰子酒

　　在一九八〇年代雞尾酒文藝復興時期，椰子酒和椰子甜酒大受歡迎，其中最著名的調酒之一為牙買加的馬里布「Malibu」，這是一種融合巴貝多斯白蘭姆酒和椰子果肉汁，上面點綴椰漿和椰奶的調酒，另一種著名的調酒則是巴西的「Batida de Coco」。

　　取自椰子花蕊叢的汁液或花蜜可以發酵釀製椰子酒，這是一種蒸餾的製酒法，稱為亞力酒「arrack」（請不要與帶有茴香味的酒精飲品「arak」混淆），將亞力酒置於酒桶中等待熟成會使其呈現金色色澤與帶有醇厚的風味。

■「Batida de coco」調酒

　　我們用亞力酒取代傳統的蘭姆酒來調製這種巴西風味的雞尾酒：混合 400毫升椰奶；150毫升煉乳；200毫升椰子水；115公克新鮮磨碎椰子肉；300毫升亞力酒攪拌至柔順光滑。之後將調酒倒入玻璃瓶，確保瓶口與調酒的高度有5公分／2英吋以上的距離，飲用前先冰凍1個小時，以上份量大約為12人份。

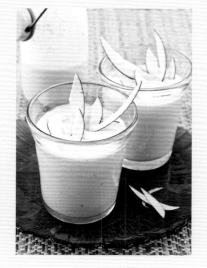

營養資訊 ：：熱量131大卡；蛋白質2公克；碳水化合物9.5公克，其中的糖10.5公克；脂肪3.6公克，其中的飽和脂肪3.1公克；膽固醇0毫克；鈣52毫克；纖維1.4公克；鈉99毫克。

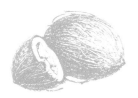

椰子水的妙用

　　享受椰子水最簡單的方式就是直接當飲料喝，不過椰子水還有許多其他的妙用。如果平常你不愛喝飲料，你還是可以受惠於椰子水的所有好處，因為椰子水可以輕易融入我們的日常飲食：美味的菜餚——溫和微甜帶有堅果風味的椰子水可以為其他成分的美味加分；在重口味的食物中，它幾乎讓人留意不到它的存在。

　　椰子水的每日建議攝取量為500毫升／3杯；2至3中大杯。少量飲用對身體仍然有益，但不要攝取過量，椰子水應納入均衡健康飲食計畫的一部分。如果你有腎臟病或正在限制鉀的攝取量，那麼飲食中就不要攝取包含椰子水或任何其他的椰子產品。

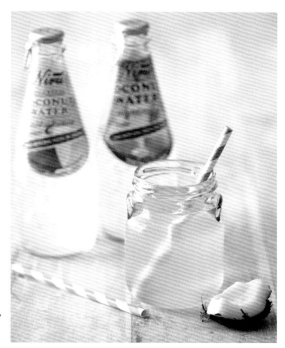

▶椰子水是清涼、營養與補水的飲品，
　冰涼飲用更是一級棒。

日常飲食如何善用椰子水

- 做蔬果昔時，以椰子水取代一半的果汁。

- 椰子水可以取代牛奶，做成不含乳糖的早餐麥片粥或燕麥粥，它的甜味可以減少額外的添加糖。椰子水與牛奶混合不會凝固，所以你可以運用牛奶或豆漿加椰子水的組合。

- 自製湯品時，你可以用椰子水取代一半的高湯，它尤其適合做蔬菜湯，例如玉米、地瓜、南瓜和蕃茄，也很適合用來做雞湯和海鮮湯。

- 椰子水很適合用來取代水煮飯，你可以用椰子水取代全部或部份的水量，它也很適合用來做燴飯，不過要留意其混合搭配的風味。

- 許多咖哩食譜含有全脂椰奶，你可以用椰子水取代一半的椰奶量，這樣一來，你的菜餚就可以保有濃郁的椰奶香，但脂肪量卻可以減半。

- 將乾果浸泡在椰子水，例如杏桃、李子、蘋果、鳳梨和芒果，可以做成富含纖維的美味甜點。

- 製作冰品甜點時，例如冰淇淋或奶酪，可以加入少量的椰子水。

- 製做鬆餅和麵糊，例如煎餅麵糊，可以試著使用椰子水取代其中的牛奶。

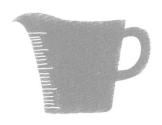

■ 椰子檸檬燉飯

椰子水可以為燉飯增添一些淡淡的堅果香，同時其微甜的口感有助於平衡這道菜餚濃郁的風味。

材料：
椰子水475毫升、蔬菜高湯470毫升、椰子油15毫升、洋蔥1小顆切碎、大蒜1顆搗碎、芹菜1根切碎、米200公克、檸檬皮和檸檬汁半顆磨碎、荷蘭芹或香菜45公克、鹽和現磨黑胡椒少許

營養資訊： 熱量214大卡；蛋白質4.2公克；碳水化合物41.7公克，其中的糖1.3公克；脂肪3.2公克，其中的飽和脂肪2.4公克；膽固醇0毫克；鈣32毫克；纖維1公克；鈉8毫克。

3-4人份

1 椰子水和高湯倒入平底鍋煮至冒熱氣後關小火，保持其溫度但不要煮沸。

2 在大鍋中熱油，然後加入洋蔥、大蒜、芹菜，煮大約4-5分鐘直到蔬菜變軟，過程中要不停攪拌。之後加入米拌炒1分鐘，讓米粒與油拌均勻。

3 加一大勺溫熱椰子水高湯至大鍋中，用文火煮至沸騰，直到水分幾乎完全被吸收，過程中要經常攪拌。持續同樣的過程大約15-20分鐘，直到米飯變軟，然後加入檸檬皮末和檸檬汁、香草與調味料攪拌均勻即可。

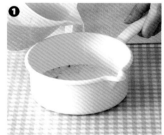
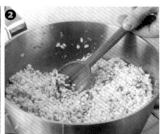
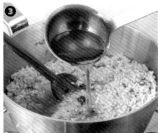

■ 椰子醃鮭魚

在這道美味的佳餚，鮭魚是透過萊姆和椰子的酸度慢慢「熟成」。

材料：
鮭魚片新鮮去皮250公克、粗鹽和現磨黑胡椒30公克、辣椒去籽切碎1根、萊姆汁4顆、椰子水75毫升、新鮮椰絲50公克（參考第25頁）

營養資訊： 熱量159大卡；蛋白質13.5公克；碳水化合物0.6公克，其中的糖1.7公克；脂肪11.4公克，其中的飽和脂肪5.1公克；膽固醇31毫克；鈣15毫克；纖維1.8公克；鈉569毫克。

4人份

1 鮭魚抹上粗鹽放入冰箱冷藏20分鐘入味，之後將鮭魚上的鹽洗掉擦乾，切成薄片。

2 將鮭魚片放在盤子上，撒上切碎的辣椒，並且以新鮮黑胡椒調味。

3 將萊姆汁和椰子水攪拌均勻，塗抹在鮭魚上，冷藏30分鐘直到魚肉色澤變深後撒上椰絲即可享用。

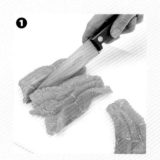
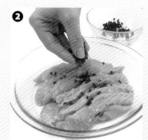
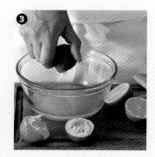

椰子油的妙用

　　椰子油妙用多多，最棒的是它可以等量取代任何脂肪或油脂。由於它的融點低，大約在24℃／75°F，所以可以很容易從固體變成液體。當你想要取用幾湯匙時，你可以將整瓶置於溫水中使其融化，然後再讓其餘的液體慢慢凝固。

　　當椰子油處於液態時，在混合其他材料前，你要確保冷藏過的食材已降溫至室溫的溫度，例如雞蛋和牛奶，不然它們的低溫可能會使椰子油再次凝固。如果你要融化椰子油，請確保其他的液體也是處於接近的溫度，通常一起加熱是最簡單的方法。椰子油不像固態油脂，例如奶油或人造植物油那麼堅硬，對製作一些烘焙製品而言，例如酥脆餅乾，椰子油或許太軟，這時你可以先將它們置於冰箱冷藏使其變硬。

　　雖然未加工初榨椰子油具有最大的健康效益，不過，現代許多煉油方法的負作用已降至最低，所以這兩種類型的油都可使用。後者是無椰子味，適用於不想帶有椰子味的料理。

　　若要獲得椰子油最大的健康效益，每日的建議攝取量在30毫升／2湯匙至60毫升／4湯匙，視你的體重而定，過量食用椰子油對健康並不會加分。

▼椰子油的融點低，可以從白色的固體變成透明
　的液體。

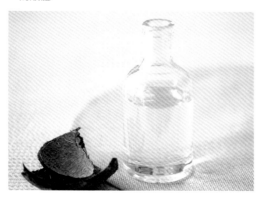

日常飲食如何善用椰子油

- 用初榨椰子油來取代奶油或植物性奶油。

- 在燒烤或烘烤食物前先刷一層椰子油。使用前先將椰子油溫熱，然後加一點新鮮或乾燥香草、調味料或磨碎的柑橘類以增添風味。在烹調全雞時，可以在雞胸的皮下塞一點椰子油，以保持雞胸肉的濕潤度。

- 烘烤馬鈴薯或根莖類蔬菜時可以使用椰子油。如果你不喜歡椰子味，你可以選擇高品質的精煉椰子油。

- 醃製肉類、雞肉或魚類（醃魚的過程不要超過30分鐘），先將椰子油和椰子醋加熱，分量為 2：1，直到椰子油融化，如果需要，可以加一些調味料，待涼後，將油醋與肉類、家禽類或魚類混合均勻。

- 椰子油可以製成帶有堅果味的香蒜醬，同時也可做成美味的沾醬，例如鷹嘴豆泥，只要將融化的椰子油取代食譜中部份或全部的橄欖油即可。

- 自製爆米花的甜蜜糖衣，將椰子油和椰糖一起加熱，然後倒在爆米花上攪拌均勻即可。

- 製作薄皮糕點時，椰子油可以取代奶油刷在糕點的薄皮上，因為和奶油不同，椰子油不含水，所以可以使烘烤後的薄皮更加酥脆。

■ 椰子糕點

椰子油可以做出酥脆的糕點，但一開始時，它會使麵團變得非常乾，所以你要拿濕毛巾覆蓋在麵團上。料理前，請確保雞蛋是在室溫下，不然椰子油可能會因此凝固。這個糕點的份量足以做一個23公分／9英吋大的餡餅皮。

材料：
中筋麵粉225公克、鹽1小撮、椰子油60毫升、溫水30毫升、雞蛋（室溫）1顆

營養資訊： 熱量1253大卡；蛋白質28.6公克；碳水化合物174.8公克，其中的糖3.4公克；脂肪53.6公克，其中的飽和脂肪40.4公克；膽固醇231毫克；鈣349毫克；纖維9.3公克；鈉287毫克。

成品約為275公克／10盎司

1 將麵粉和鹽過篩放入碗中。將椰子油放入小碗，隔水加熱等椰子油變成清澈液體後拿出，然後添加水和雞蛋用叉子攪拌。

2 在麵粉中間形成一個凹洞，將液體混合物緩緩倒入，過程中用叉子攪拌，直到液體全部吸收逐漸形成一個麵團。

3 之後用手揉麵團，直到麵團表面呈光滑狀後蓋上濕毛巾靜置30分鐘左右。揉麵團的過程不要太久，只要表面呈光滑狀即可，不然餅皮會變得太硬。

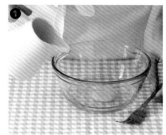 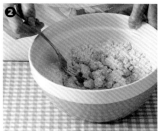 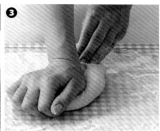

■ 椰子沙拉醬汁

　　這種乳狀醋醬汁可以淋在綠葉沙拉上，或者做羊肉或雞肉料理的醃料。

材料：
椰子油90毫升、狄戎芥末醬5毫升、大蒜切碎1小顆、椰子醋或香醋45毫升、鹽和現磨黑胡椒少許

營養資訊： 熱量605大卡；蛋白質0.8公克；碳水化合物1.3公克，其中的糖0.5公克；脂肪66.4公克，其中的飽和脂肪57.1公克；膽固醇0毫克；鈣4毫克；纖維0.3公克；鈉148毫克。

份量約為150毫升／1/4品脫／2/3杯

1 將椰子油放入玻璃罐隔水加熱（不要沸騰）融化。

2 將芥末和大蒜放入碗中，倒入15毫升／1湯匙的醋攪拌均勻後，緩緩倒入椰子油，過程中要不停攪拌，之後再將所有的醋倒入攪拌，然後調味。

3 或者，將所有的配料放入有螺旋蓋的罐子裡，然後搖動罐子，直到所有材料完全混合。醬汁可以保存於室溫，並且在兩日內食用完畢。

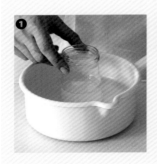 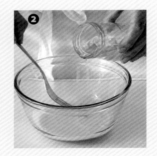 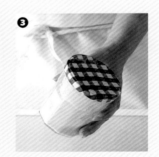

■ 椰子蛋黃醬

椰子油可以做出濃郁乳狀的蛋黃醬。事先請確保所有食材都在室溫下，並且一滴一滴慢慢的加油，不然蛋黃醬可能會凝結成一團。

材料：
椰子油150毫升、蛋黃1顆、檸檬汁5毫升、芥末醬2.5毫升、鹽和胡椒少許

營養資訊： 熱量1099大卡；蛋白質3.1公克；碳水化合物0.3公克，其中的糖0.3公克；脂肪120.6公克，其中的飽和脂肪101.1公克；膽固醇202毫克；鈣26毫克；纖維0公克；鈉83毫克。

成品約為150毫升

1 椰子油放入玻璃罐隔水加熱使其融化。

2 將蛋黃、檸檬汁、芥末、鹽和胡椒放入小碗攪拌。

3 開始將椰子油添加至小碗中攪拌，一次加一滴，直到大約加入三分之一後，混合物會開始變得濃稠，然後再緩慢將所有的椰子油倒入，過程中要不斷地攪拌，直到混合物呈濃稠與光滑狀，做好的椰子蛋黃醬可儲放於冰箱長達5天以上。

料理小秘訣

你可以使用食物處理器做椰子蛋黃醬，首先，除了椰子油外，先將所有配料放入食物處理器攪拌，直到呈濃稠乳狀後再慢慢加入融化的椰子油攪拌，直到所有材料完全融合。

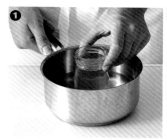 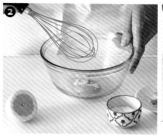 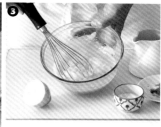

■ 椰子鮮奶油

　　這種可以取代鮮奶油的低脂椰奶鮮奶油非常濃郁，因此少量即可。此外，用椰漿罐頭做出來的椰子鮮奶油效果不彰，所以最好使用浮在椰奶頂部的椰漿效果較好，如下文所述。

材料：
全脂椰奶（先隔夜冷藏）400毫升、香草精5毫升

營養資訊： 熱量88大卡；蛋白質1.2公克；碳水化合物19.6公克，其中的糖19.6公克；脂肪1.2公克，其中的飽和脂肪0.8公克；膽固醇0毫升；鈣116毫克；纖維0公克；鈉440毫克。

成品大約為150毫升椰漿鮮奶油

1 小心打開罐頭；椰漿可能浮在上層。將椰漿舀出放在冰凍的碗裡，剩下的椰奶則置於冰箱冷藏做為它用。

2 將香草精倒入放有椰漿的碗中攪拌幾分鐘，直到混合物發泡成形。

3 椰漿鮮奶油要立即食用，可以舀在水果上層，或者用保鮮膜包好，置於冰箱冷藏，保存期限約2-3天。

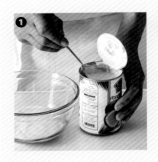
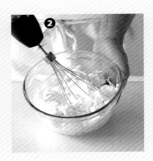
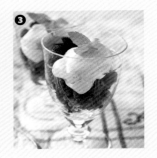

■ 椰子糖霜

　　這種不含乳製品的糖霜可以取代較不健康的鮮奶油，同時也可以抹在蛋糕和餅乾上或者做成奶油擠花。在大熱天或椰子油變軟時，你可以事先冷藏大約一個小時。

材料：

初榨椰子油50公克、糖粉（過篩）90公克、香草精或椰子萃取物5毫升、椰奶或豆漿10-15毫升、天然食用色素2-3滴

營養資訊： 熱量653大卡；蛋白質0.5公克；碳水化合物94.5公克，其中的糖94.5公克；脂肪33公克，其中的飽和脂肪28.6公克；膽固醇0毫克；鈣29毫克；纖維公克；鈉16毫克。

糖霜份量足以製作12個杯蛋糕

1 將椰子油放入碗中，用木勺攪拌幾秒鐘後倒入三分之一過篩的糖粉和香草或椰子精攪拌均勻。

2 將其他的糖粉與5毫升／1茶匙的椰奶或豆漿混合均勻。充分攪拌，視情況再加入椰奶或豆奶，取決於你要做糖霜或擠花。

3 如果你喜歡，可以加入食用色素。打發成形後可視需要做成糖霜或擠花，未用完的糖霜可存放冰箱保存2-3天。

變化版

　　巧克力糖霜：將10毫升／2茶匙（無糖）可可粉與20毫升／4茶匙煮沸的水攪拌待涼，之後加入糖霜中拌勻。

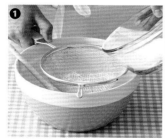 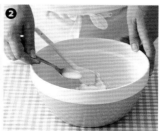 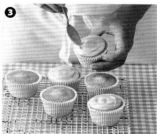

■ 椰奶醬

　　這個熱量相當高，所以當點心吃時要適量。椰奶醬很適合用來做香蕉派，或者當水果的沾醬。

材料：
罐頭全脂椰奶400毫升、椰糖75公克、糖粉50公克、鹽1小撮

營養資訊： 熱量540大卡；蛋白質1.3公克；碳水化合物146.2公克，其中的糖146.2公克；脂肪1.2公克，其中的飽和脂肪0.8公克；膽固醇0毫克；鈣186毫克；纖維0公克；鈉479毫克。

成品大約有150毫升

1 將椰奶、椰糖和鹽放入中型碗，用文火加熱，過程中不斷攪拌，使糖完全溶解。

2 煮沸後轉小火，不斷攪拌20-25分鐘，直到色澤呈金黃焦糖色與濃稠狀。

3 關火冷卻，過程中要不停攪拌。冷卻後椰奶醬會變得更加濃稠，你可以裝瓶冷藏，保存期限大約一周。

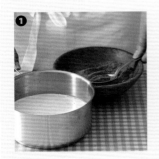
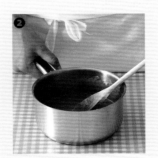
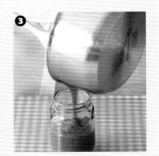

適合運動補水的椰子水

雖然椰子水早已存在幾千年，但近幾年其功效才被肯定，並且在世界各地大賣。它不僅清涼解渴，同時也是運動後的最佳飲料，因為它含有大量的天然電解質，意味著它是一種可以迅速補充水分的飲料。

電解質是一種溶於水後，溶液就成為離子的無機化合物，對大腦、神經系統和心臟各個部分之間電脈衝傳導非常重要。我們體內水分和血液酸鹼值的平衡取決於電解質，當運動過量時，電解質會流失，特別是汗水中的鉀和鈉，這時我們就需要補充。雖然喝水可以解渴，但補水的速度沒有椰子水快，因為水不含電解質。

■ 椰子水含有五種電解質：

1 鉀。椰子水以富含鉀電解質聞名，250毫升／1杯椰子水含有兩根香蕉之多的鉀，是另一種富含鉀的天然來源。鉀有助於調節細胞和血液內的水壓，可以使身體迅速補水，降低運動後疲勞和酸痛的感覺，還可以預防肌肉抽筋和痙攣。攝取較多的鉀有助於降低鈉對身體的影響，進而降低高血壓。我們幾乎不太可能攝取過量的鉀，因為過量的鉀會隨著尿液排出。營養參考攝取量：3.5公克。

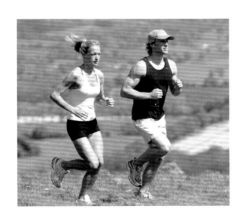

◀運動時，身體會透過出汗流失電解質，所以需要適時補充。

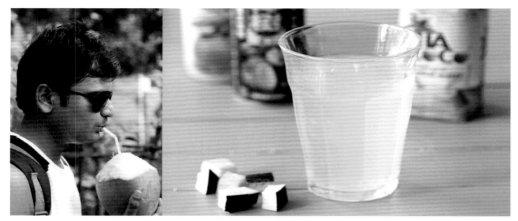

▲上圖左在炎熱的天氣和運動後，椰子水是消暑補水的最佳飲料。上圖右一杯椰子水含有大量的電解質。

2 鈉。能調節體內水分、維持血液正常酸鹼值、神經信號傳導和協助肌肉收縮的重要元素，所有的食物都含有不同程度的鈉，也是食鹽成分的一部分。椰子水的鈉含量比大多數運動飲料少，對那些需要留意食鹽攝取量的人而言是一個好消息（多數人都吃太多鹽了）。然而，如果你是一個激烈運動員，希望增加一點鈉的攝取量，你可以使用椰子水加運動飲料的組合。營養參考攝取量：1600毫克。

3 鈣。存在於骨骼和牙齒的主要礦物質，研究顯示，當膳食中增加鈣的攝取量時，體內脂肪的分解量相對增加，而脂肪的產生量則會減少。這是一個好消息，如果你正在運動減肥的話。營養參考攝取量：700毫克。

4 鎂。主要集中在骨骼和肌肉，但對所有細胞也非常重要，是能量釋放、細胞分裂、製造酶和神經與肌肉功能的必需元素。研究指出，鎂還有助於降低血壓，此外，鎂有助於體內處理脂肪和蛋白質，同時也有助於製造蛋白質，如果你想要鍛煉和維持肌肉，這一點尤其重要。營養參考攝取量：270毫克（女性）／300毫克（男性）。

5 磷。僅次於鈣，是體內含量第二大的礦物質，存在於所有細胞中，在體內將食物轉化為能量的過程中，占有極重要的作用。營養參考攝取量：540毫克。

營養參考攝取量： 這個攝取量幾乎是所有人每日營養所需的足夠份量，包括需求更高的人。250毫升／1杯的椰子水含有50大卡；665毫克鉀；275毫克；65毫克鈣；65毫克鎂；50毫克磷和2公克蛋白質。

■ 天然補水聖品

椰子水已逐漸取代運動飲料，因為它是天然的產品，低糖且不含人工色素與咖啡因。它的電解質含量是傳統運動飲料的兩倍，碳水化合物含量則是運動飲料的一半。如果你運動是為了減肥，記住，雖然椰子水相對不含脂肪，糖的含量也比果汁少（少於一般果汁的五分之一），但它還是有熱量，所以也要喝白開水。

即使你不愛運動，屬於懶得動的人，你仍然可以受惠於椰子水中的鉀含量，因為它有助於降低與加工食品相關的高鈉飲食問題。

■ 分餾椰子油

有一些稱為液體椰子油的分餾椰子油，是一種取自椰子油的產品，其中將椰子油的中鏈三酸甘油脂（MCT）——脂肪酸——分離出來，成為一種有別於椰子油的產品。分餾椰子油被宣傳成「運動員」的商品，因為對那些正在進行「低碳水化合物飲食」的人而言，是促進肌肉生長的快速來源之一。購買前請

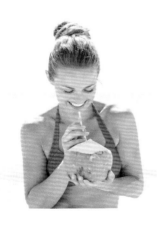

◀椰子產品可作為均衡飲食的一部份，以保持健康的身體。

仔細閱讀產品標籤或線上資訊，以確保你買的產品可以食用，因為分餾椰子油也可作為美容產品中的基底油。如果你的目的是健身，你可以在健康食品店或體育專賣店購買。

椰子有助於健康和免疫力

椰子具有抗菌、抗病毒和抗真菌的特性，有助於消滅有害的細菌、病毒和真菌感染。椰子油還可以增強你的免疫系統，預防疾病。椰子油有90%以上為飽和脂肪，其中大約有三分之二來自中鏈三酸甘油脂（MCTs），這些MCTs主要的成分為月桂酸。身體可以將月桂酸轉換成月桂酸單甘油脂，它有助於對抗病毒、細菌和真菌，以及造成感染和疾病的酵母菌，例如感冒、流感和念珠菌，同時也可能有助於對抗皰疹，甚至減緩愛滋病和癌症的進展。此外，如果你的身體已有不適，它可能有助於復元的速度。除了椰子外，母乳是唯一含有月桂酸成分的食物。

椰子還含有其他MCTs：癸酸和辛酸。當身體將之轉化為癸酸單甘油脂和辛酸單甘油脂時，它們可以抵禦微生物攻擊免疫系統。這三種MCTs分別對抗不同的微生物，但結合三者則成為身體的一個防護罩，不過重點是，光吃單一食物並不能增強免疫系統，而是要將之 入健康的飲食和生活方式中，這樣才能提振你的免疫力。特別要注意的是：椰子永遠不可以取代處方藥物。

■ 對抗細菌和微生物

許多疾病是由病毒引起，它的擴散方式為增殖法，包括潰瘍、咽喉和尿道感染，以及

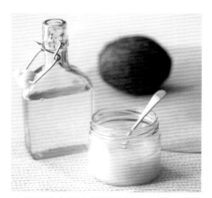
▲椰子油含有中鏈脂肪酸，身體可以將之轉換成有益的月桂酸單甘油脂。

肺炎。月桂酸單甘油脂具有全方位的強效抗菌力，它可以包覆病毒或細菌外層的脂質細胞膜，減緩或甚至停止它們複製。由於它的成分類似細菌表層的脂肪酸，所以病毒會吸收這種MCTs，於是脂質細胞膜會變得越來越脆弱，直到破裂並且被消滅。

■ 對抗病毒

造成感冒的病毒多達200種以上，雖然不嚴重，但症狀總是令人不悅。感冒無法短時間痊癒，不過最好的方法就是吃一些可以增強免疫系統的食物，以減輕嚴重度和縮短感冒的時間，多吃富含抗氧化劑的食物，例如多色蔬果，再搭配椰子，因為椰子具有抗病毒的特性，同時還含有抗氧化劑維生素E和C。維生素C可以降低體內的組織胺值，這有助於減輕症狀，過程中同時喝大量的水，包括椰子水以補充水分。

■ 對抗酵母菌感染

酵母菌有許多種菌種，不過，只有白色念珠菌會造成人類的健康問題。這種酵母菌存在於腸道和口腔，可能會引起鵝口瘡；耳朵、鼻子和喉嚨感染；發炎；發癢、皮膚乾燥；指甲和頭髮等問題。椰子內的辛酸已被證實可以預防和減輕念珠菌，如果你經常感染念珠菌，你可以先試著戒除高糖和精製加工食品。此外，椰子油還可外用，治療灰指甲、腳癬、尿布疹和真菌指甲感染等。

■ 椰子適合糖尿病患者

糖尿病是一種疾病，影響身體如何將碳水化合物轉化為能量和葡萄糖。血液中的葡萄糖需要胰島素助一臂之力才可進入細胞，有時身體無法分泌足夠的胰島素，進而導致體內血糖值上升。糖尿病患者需要控制他們的血糖、血壓、

椰子其他的健康效益

- 椰子可以保護人體免於受到可以導致退化性疾病和老化自由基的破壞。

- 在皮膚上塗抹一層薄薄椰子油，有助於減輕濕疹、皮膚炎等皮膚問題。

- 椰子油可用來殺死頭蝨。將椰子油塗於頭髮上，等待一小時，然後用細梳子去除蝨子。它們將無法再依附於頭髮上和產卵，之後將頭髮洗淨，並且用熱水清洗枕頭套和床上用品，第二天再重複一次。

- 透過保護我們的免疫系統，椰子或許有助於我們對抗癌症，此外，椰子水含有細胞分裂素，具有抗致癌的特性，同時還含有激動素核苷營養素，有助於抑制多發性骨髓瘤（皮膚癌）的增生。

- 椰子可能有助於治療愛滋病。愛滋這種疾病會使免疫系統衰弱，導致續發性感染，進而造成疾病或死亡。椰子油可作為膳食補充品，用以增強免疫系統，保護人體免於進一步的疾病產生。

膽固醇和三酸甘油脂值，以避免產生併發症，而椰子有助於以上所有症狀。糖尿病患者應選擇低糖碳水化合物的食物，也就是在體內需要較長的時間分解，以降低血糖升高的風險。椰糖是精製糖的最佳替代糖，因為它屬於低升糖食物，其升糖指數為35（升糖指數低於55為低升糖食物），再搭配椰子粉則可做出健康的烘焙點心。

■ 椰子適合舊石器時代飲食

舊石器時代、「穴居人」或「狩獵採集」飲食法的大前提是只吃遠古祖先吃的食物。追隨者認為，我們無法有效消化「新式食物」，例如穀物、乳製品或加工食品，然而椰子產品則非常適合這種飲食法。

椰子有助於維護心臟健康

　　根據世界健康組織的資料顯示，心臟病是世界死亡的主因。最常見的心臟病是斑塊形成的動脈硬化和增厚，稱為「動脈硬化」。這種動脈內襯阻塞阻礙血流，可能會導致心臟病發作或中風，雖然受此影響的人大約有四分之三為六十五歲以上的人，但年齡低於五十歲以下心臟病發作的人口數已有日漸增加的趨勢。

　　許多人一聽到椰子對心臟有益都很驚訝，幾十年來，營養指南清楚明示：我們應少吃脂肪，特別是飽和脂肪。我們被教育要以不飽和脂肪取代飽和脂肪，例如存在於植物油中的單元不飽和與多元不飽和脂肪。然而許多人口，如夏威夷和菲律賓人，他們的飲食主要依賴椰子，攝取量遠遠超過建議量──飽和脂肪攝取量最多不超過每日總熱量的10%。事實上，許多人的攝取量是建議量的六倍之多，但心臟病的罹患率卻驚人的低。這怎麼可能呢？為何椰子含有90%的飽和脂肪，卻對心臟有益？

　　研究發現，椰子的飽和脂肪不同於任何其他類型的脂肪，所以它對心臟的影響大大不同。脂肪和油脂是由脂肪酸分子組成，是由碳原子與氫原子接鏈而成，某些脂肪酸小於其他脂肪酸，它們可能是屬於短鏈、中鏈和長鏈。

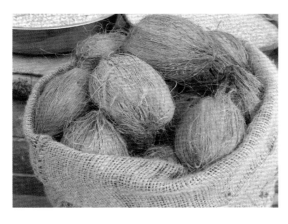

▲椰子含有「好的」膽固醇，有助於保護心臟對抗疾病。

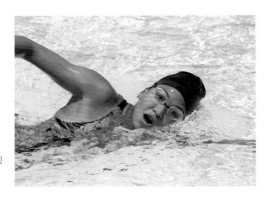
▶為了維護心臟健康，每週至少從事二個半小時的適度運動，例如游泳。

　　脂肪酸的大小很重要，因為我們的身體會依其小大而有不同的代謝方式。絕大多數我們食用的油脂，不管是飽和或不飽和，都是屬於長鏈脂肪酸，這些脂肪酸必須分解成更小的脂蛋白，這樣才能通過腸道壁和進入血液。正因為如此，身體需要時間將這些脂肪酸轉換為能量，所以初期是將它們儲存成身體的脂肪，結果反而會造成動脈斑塊累積。但椰子油含有中鏈和短鏈脂肪酸，消化和吸收的方式與長鏈脂肪酸不同，所以被認為比較健康。它們是能量的快速來源，不太會被身體儲存起來，其消化的方式與碳水化合物類似。

■ 膽固醇的疑慮

　　膽固醇類似脂肪，在人體內扮演極為重要的角色，是許多重要激素和維生素D合成不可獲缺的原料。膽固醇與蛋白質結合後成為高密度脂蛋白（HDL）、低密度脂蛋白（LDL）和極低密度脂蛋白（VDL）。在進食後，低密度脂蛋白會將血液中的脂肪傳送到細胞所需之處，任何多餘的脂肪應該排出體外，然而，如果體內太多低密度脂蛋白，一些脂肪就會沈積在動脈壁上，相較之下，高密度脂蛋白似乎具有保護心臟的作用。

　　椰子油含有一種名為月桂酸的脂肪，這是一種中鏈脂肪酸，可以增加血液中好的高密度脂蛋白膽固醇，有助於改善高密度／低密度脂蛋白的比例，這是罹患心臟病風險的指標。

■ 椰子油穩定度高

已有大量研究指出，自由基會損害健康的細胞。自由基會造成「氧化壓力」，來源可能是外部的毒素（例如污染）或內部毒素（例如吃下的食物）。不飽和的油脂不穩定，儲存溫度和烹調加熱會使它們產生變化造成酸敗，雖然一開始你不太可能會察覺到味道或顏色有任何的變化。

吃下含有酸敗油脂的食物會增加自由基的活性，可能造成發炎，反過來可能對心臟健康帶來負面的影響。然而椰子油不需要冷藏，油脂非常穩定，可以存放在室溫下好幾年。同時它還富含維生素、礦物質和抗氧化物（有助於對抗自由基），以上這些對心臟都有好處。

有益心臟健康的重要提示

● 營養均衡的飲食。儘量使用椰子油取代其他油脂和奶油（請參考第41-48頁），確保每週吃兩次富含油脂的魚類，鮭魚、鯖魚、鮪魚和沙丁魚都是優質的omega-3脂肪酸來源，有助於預防心臟病。

● 控制你的體重。過重可能會增加罹患心臟病的風險，所以保持健康的體重範圍（請參考第58-60頁，椰子油如何助你減重）。

● 多運動。每週從事二個半小時的適度運動，例如騎腳踏車或游泳，其中競走、大量做家事或從事園藝活動也算在內。

● 戒鹽。要維持健康的血壓，停止在食物中加鹽，料理時也要減少鹽的使用量。留意加工食品中的高鹽含量，食物中每100公克的含鹽量超過1.5公克就屬於高鹽食品。

● 戒菸。吸菸是冠狀心臟病的主要原因之一，在戒菸一年後，你的心臟病罹患風險就會比吸菸者少一半左右。

椰子有助於減重

　　椰子有助於減重，如果搭配健康的飲食計畫。體重增加和減少的原動力很簡單，如果你攝取的熱量超過身體的消耗量，你的體重就會增加，反之則會達到減重的效果。別管其他人所謂的「吃錯食物」或「吃的時間點不對」，一大卡就是一大卡，不管是什麼食物，或者進食的時間點。當然，如果你吃大量的高脂肪、高糖食物，不用想也知道你攝取的熱量對超過身體所需的熱量，還有，如果你晚上邊看電視邊吃零食，你的熱量攝取量很可能就會大於整天消耗的熱量。

　　攝取過多的食物會儲存於體內成為脂肪，造成體重增加，最終導致肥胖。結果反過來成為各種疾病的主因，例如心血管疾病、糖尿病、關節問題和癌症。然而減重並不容易，其中涉及許多因素，包括久坐不動的生活方式、交際應酬、享受美食和貪吃等，這些就足以打破我們堅強的意志力。

　　與其嘗試一些最近的時尚飲食法或節食法，你不妨將椰子納入飲食中，這有助於漸進式減重，同時也是一種生活方式的改變。椰子油含有中鏈脂肪酸（參考第55頁），很容易吸收，是能量來源的首選，只要小心不要一時攝取過量的卡路里。椰子油可以直接進入細胞，被細胞利用，這有助於刺激新陳代謝，燃燒更多的脂肪。研究顯示，飲食中含有大量中鏈脂肪酸的人，其體內的產熱率（脂肪燃燒）較高。不過就像任何脂肪一樣，椰子油屬於高熱量（每公克約9大卡），所以如果你想減重，要適量用椰子油取代其他油脂，而不是附加搭配其他油脂。

■ 為何要避免低脂飲食

　　許多人擔心，如果攝取更多脂肪，他們的減重之路就會難上加難。在一九八〇至一九九〇年代，極低脂飲食風靡一時，但這種限制性飲食法成功率很低。對大多數人而言，極低脂飲食難以持之以恆，這也是為何最終失敗的原

因，因為我們的身體需要脂肪才能維持健康。

脂肪是組成細胞膜很重要的部份，同時也是體內吸收脂溶性維生素A、D、E和K必不可少的元素。如果你採取極低脂飲食法，你可能會有嚴重或輕微的健康問題，其中包括免疫系統低下、失眠、抑鬱、皮膚乾燥和精神不佳等。

■ 椰子油如何支援甲狀腺功能

椰子油被認為可以調節甲狀腺功能，原因可能是其含有獨特的中鏈脂肪酸，可以促進新陳代謝和穩定血糖，進而提高身體利用脂肪和糖類的能力。甲狀腺在控制代謝方面扮演極重要的角色，對於那些甲狀腺功能減退的患者（甲狀腺功能低下），減重可能更加困難。如果你有不明原因的體重增加、長期疲勞、掉髮和失眠等症狀，很可能你有甲狀腺功能低下的問題，這時你一定要找醫生徹底檢查。

■ 為何椰子讓你的飽足感更持久

飽足感是一種飯後吃飽的感覺，當你吃飽時，瘦體素會將訊號發送到大腦。有時我們會忽略該訊號，即使已經吃飽，我們仍然想吃更多。脂肪和蛋白

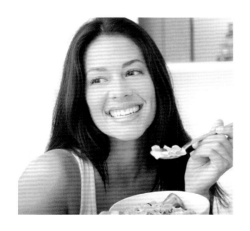

◀ 規律的健康飲食有助於預防吃零食。你可以試著用椰子水取代牛奶加入早餐穀物麥片，做為美好一天的開始。

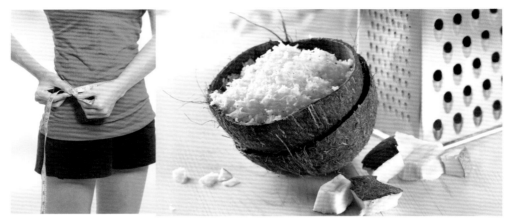

▲上圖左減重的關鍵在於燃燒的熱量大於我們攝取的熱量，透過正確的飲食和規律的運動。上圖右椰子和椰子產品富含非水溶性纖維，有助於讓飽足感更持久。

質比碳水化合物更為複雜，所以有助於讓你更快有飽足感，許多椰子產品含有大量非水溶性纖維（椰子纖維大約有93%為非水溶性纖維），因為身體無法消化，所以食物從胃移到腸道的時間需要更久，因此可以延長飽足感的時間，有助於減少對食物的渴望。使用高蛋白、高纖椰子粉也可以讓你享受到一般烘培的美味。

■ 使用椰糖作為甜味劑

當你在減肥，你一定要盡可能減少飲食中的糖攝取量，並不只是因為糖含有熱量，而是糖會透過快速提高血糖值，進而提供瞬間的能量供給。一旦血糖值快速上升後，很快地又會下降，造成能量迅速流失，於是你又想再次補充能量，因而陷入能量快速來去的循環。若要保持充沛的能量，我們的血糖值要維持在穩定的狀態，雖然椰糖不可大量食用，但它的好處遠勝於白糖和紅糖，它不會造成血糖的大幅波動，因為它是低升糖食物（參考第32頁）。此外，它還可以提供我們有益的維生素和微量礦物質，包括鐵、鋅、鉀、鈣。

椰子是美容聖品

　　或許你會感到訝異，椰子不僅是超級食物，同時也是美容聖品：它對皮膚、頭髮、指甲和牙齒都有極佳的功效。目前椰子油已普遍應用於美容業，包括保濕霜、身體乳液、沐浴乳、洗髮精和潤髮乳，甚至連磨碎的椰殼也被添加至去角質洗面乳和身體乳。椰子往往會與其它較普通的成分混合一起，並且添加水以增加濃稠度或使其乳化，以提高產品的價值。

　　在美容界，請忘了「一分錢一分貨」這句格言，你無須花一大筆錢購買花俏的品名和美麗吸引人的包裝。初榨椰子油不僅不含人工化學物質、色素和防腐劑，同時它還含有強效抗氧化物、維生素C和E，以及抗菌的作用。精煉椰子油是一個不錯的選擇，如果你想要實惠與沒有味道的產品，不過購買前請閱讀標籤，確保產品沒有經過破壞性的化學處理過程，以及不含任何劣質的添加劑。

▼下圖左椰子油是皮膚絕佳的保濕劑。下圖右你可以在指甲和腳上抹椰子
　油，以改善指甲和皮膚乾燥的問題。

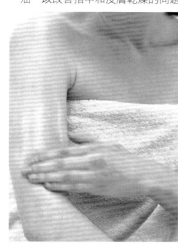 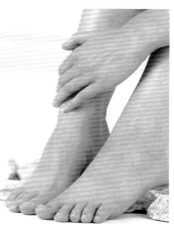

■ 椰子有助於健康的肌膚

　　肌膚是我們最大的器官，健康的飲食有助於保持光滑的皮膚，不過你還是需要一些外在的保養。椰子油是臉部、手部和身體很好的保濕劑，尤其是針對乾性肌膚。雖然它無法讓你回春，但抹上薄薄的一層有助於恢復失去的水分，同時它內含的抗氧化劑可以對抗自由基的傷害，有助於延緩老化，改善皮膚的彈性。

　　將椰子油當日霜或晚霜使用，你不需要太多，因為椰子油會在你的手中溶化，你只需要薄薄的一層即可。如果你想做自己的抗老產品，你可以將120毫升的椰子油隔水加熱融化，然後倒入10毫升的維生素E油攪拌。如果你偶爾有痘斑的問題，你可以改滴5滴茶樹精油，或者同時與維生素E一起加入也可。之後倒入無菌或非常乾淨的罐子讓它再次凝固。若要保持肌膚水嫩飽滿，你也要確保多喝水，補充身體的水分。

　　椰子油也可以用在身體的其他部份，特別是粗糙的手肘和膝蓋，以及乾裂的腳踝。椰子油是天然與安全的產品，可以用來預防妊娠紋和治療嬰兒的尿布疹與乳痂。

■ 椰子油使秀髮烏黑亮麗

　　暴露在陽光和海水、經常泡在游泳池的氯化水、染髮、燙髮和吹髮都會造成髮質受損，使頭髮毛燥和脆弱。椰子油是一種有效、實惠的護髮素，可以使秀髮恢復生機，預防進一步的傷害。天然的椰子油可以迅速被吸收，使秀髮柔順服貼。

　　只要將少量的椰子油抹於頭髮的尾端或乾燥處，然後按照一般的洗髮程序洗淨即可。若要深層護髮，先將頭髮弄濕，然

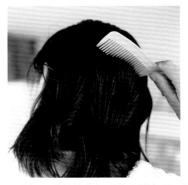

▲將椰子油梳抹在打濕的頭髮上是一種實惠、有效與天然深層的護髮方法。

椰子油漱法

　　用油漱口的方法被稱為「油漱法」，目前以日漸成為一種流行的口腔衛生保健法。其理論是油可以沖刷出你無法用牙刷或牙線清除的細菌。使用椰子油漱口可以減少口腔內變形鏈球菌的數量，這是一種導致蛀牙最主要的細菌。

　　油漱法最好是在早晨，尚未喝水或進食前進行，雖然晚上也可以，不過最好是在飯前飯後相隔一個小時以上的時間。第一次你或許會感到噁心，所以可以使用較少的量，直到你漸漸習慣。過了一周以後，你會明顯感到牙齒變得更乾淨與潔白。

1 將15毫升初榨椰子油放入口中，然後在口中不停抽漱與口水混合沒關係，不要吞下去，很快它會變成水液體。

2 持續緩慢在口中和牙縫間抽漱，不要吞下去。你會發現你的唾液開始將油稀釋，儘量保持下去，你可以放慢速度，不然你的下巴可能會開始感到酸痛。

3 剛開始時，你可能持續不了幾分鐘，不過等你習慣後，若要達到最佳效果，你要持續抽漱大約15-20分鐘。如果你有種衝動想吞下去或吐出來，這時你不妨吐出來，隔日再試。

4 最後，椰子油會呈白色乳狀，同時也會變得稀薄。你可以將油吐在垃圾桶，而不是水槽或馬桶裡，然後用溫開水漱口後再刷牙。

後用毛巾擦乾，之後將椰子油抹在濕的頭髮上，用寬齒梳子梳理頭髮，然後套上浴帽，包上毛巾保暖，讓油滲入毛髮靜待一小時，之後再以正常的方式洗髮即可。

■ 椰子有助於指甲健康

每日在指甲表面塗抹椰子油，有助於保持滋潤，增加彈性，預防指甲斷裂，同時讓指甲更有光澤。此外，椰子油還可以預防和甚至消除指甲的真菌感染。

■ 椰子有助於牙齒健康

研究顯示，口腔健康與身體健康息息相關。牙周病可能導致健康併發症，例如心臟病和中風，其他器官則可能因為細菌性內膜炎而產生發炎的現象。椰子油具有抗菌的作用，非常適合口腔和牙齒的清潔，目前市面上有一些口腔保健用品已有添加椰子的萃取物。

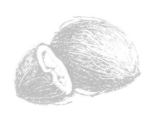

椰子油的其他妙用

　　從衣服和房子到農業和貿易，椰子不只是食物的來源，它還是許多人生計的重要靠山。生長在90多個國家中，椰子樹各個部位都有其用途，從最高的葉子到富有纖維的根部。菲律賓馬尼拉的「椰子宮殿」就是椰子物盡其用的最佳典範，幾乎全用椰子樹建造，從樹幹做支柱，101個椰殼枝形吊燈和鑲有四萬個以上的小椰殼24人座餐桌等。

■ 椰殼纖維製品

　　這是從椰殼製成的天然纖維，取自椰子空心厚壁中特有的纖維細胞，其中有兩種類型：棕色和白色椰纖維。棕色椰纖維取自成熟的椰子，又粗又堅固，適合製作門墊、麻袋和刷子，同時也可用來作為纖維床墊的填料，它比棉或亞麻堅固，但彈性欠佳。白色椰纖維呈淡褐色，取自綠皮嫩椰子採收後六個月，其纖維的強度不如棕色椰纖維，不過比較柔韌，可以漂白和染色做成彩色絲線，通常用於紡成繩子或製造地毯和地墊。

　　椰纖維幾乎防水也耐海水，適用於靠海的房子和製成船上的繩子、裝備和漁網。椰殼纖維也很適合用於園藝盆栽，尤其是蘭花。在有雨季和颱風季節的

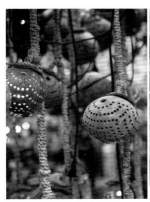
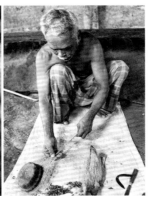

◀最左圖椰子殼可以用來做成可愛的燈籠。左圖使用椰殼纖維可以製成許多種椰殼纖維製品。

國家，椰殼纖維可以製成土木網，裝設在丘陵起伏的山坡上，預防侵蝕和土石流失。草的種子可以直接灑在網上，幾年後網子會長滿生物，成為維護山坡的綠色草叢。

剝開層層椰纖維通常是靠手工，將椰殼用錘子將之敲開。一個經驗豐富的剝殼老手一天大約可以處理2000顆椰子。現在機器也可以代勞，直接將椰殼壓碎後取出其中的纖維。

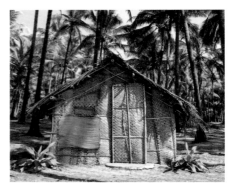

▲椰子樹可以提供各種建材，堅固的樹幹適用作為支柱，葉子可以編織成屋頂或作為牆壁。

■ 椰子葉

椰子葉可提供茅草屋頂、袋子、籃子和地墊材料之用，中段堅硬的部分適合做成掃帚，柔軟的葉子則可做成一種用葉子包成名為「ketupat」的小粽子。乾燥的椰子葉可以燒成灰燼填入土壤，中和土壤的酸鹼度，讓土壤的使用性更廣泛。

■ 椰子樹幹

筆直、堅固和耐鹽的椰子樹幹是理想的建屋和建橋材料。椰子木料已日漸普遍，成為家具製造業中非永續硬木的替代品。挖空的樹幹也可以用來做容器、獨木舟或鼓器之類。

■ 椰子樹根

生長於大量纖維的表面下，椰子樹根擴散的程度和椰子樹的高度相當。它們可以水煮製成染料，也可用來作為漱口水，因為它們含有抗菌的特性，或者也可以用來做成牙刷。

▨ 椰殼

　　椰殼可以燃燒作為燃料，是濾水器中炭的一種原料，可以有效去除水中或精製糖中的雜質。薄椰殼可以做成品質優良的碗，也可做成家常用的碗，或者雕刻成精美的裝飾品，還可做成鈕扣和簡單的樂器。椰殼可處理成粗糙或打磨拋光兩種，然後再鑽小孔製成燈籠，或者雕刻成花器或小容器。有時你會在寵物店看到爬行動物箱或魚缸中有椰殼的製品。如果你也想用椰殼動手做一些製品，你可以先從簡單的餵鳥器著手。

▨ 椰殼餵鳥器

　　椰殼是理想的鳥食容器，不管是散裝或高能量混合油脂的鳥食，都有助於鳥兒渡過寒冬。

材料：
半顆椰殼、堅固耐寒的花園用麻繩、1/2包羊脂油（美國為冷藏式碎起酥油）、鳥食（取決於你花園中鳥類的類型）、新鮮無糖碎花生、葡萄乾

1 小心在椰殼一端鑽一個孔，注意不要鑽到椰子邊緣，不然椰殼可能會裂開，然後將花園麻繩穿過洞口。

2 用文火將羊脂慢慢融化，直到成為清澈的液體。關火後，將鳥飼料、花生和葡萄乾倒入其中攪拌均勻。

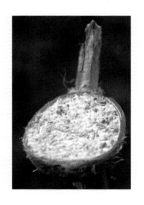

3 之後將混合物倒入半顆椰子中，如果還有多餘的混合物，你可以再做另一個餵鳥器。

4 待涼後將餵食器固定在樹枝或柱子上，將餵食器調整飼料面向上，以方便鳥類進食。

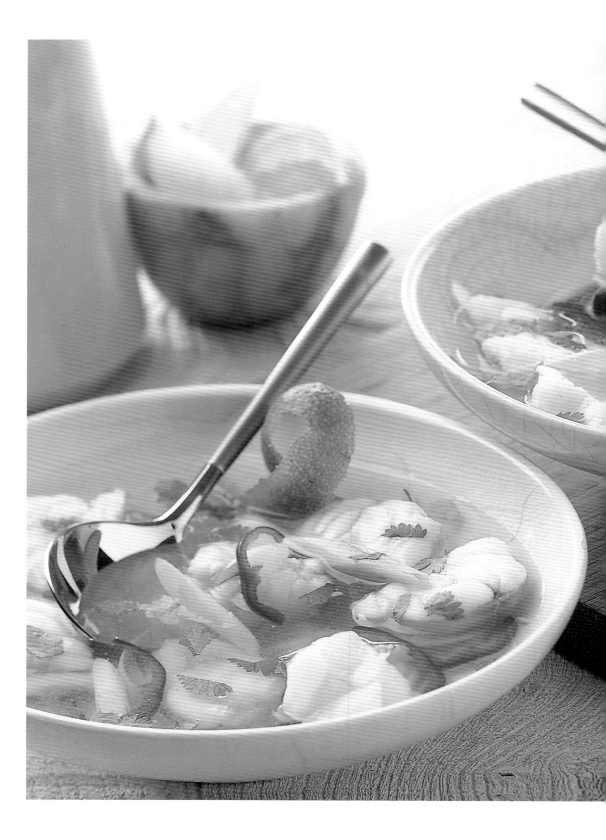

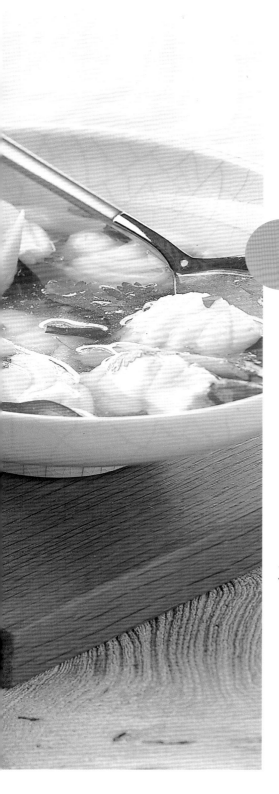

食譜

椰子水和椰子油，以及其他椰子產品，都可應用於各種美味的日常食譜，從湯類、點心和沙拉，到咖哩、砂鍋菜和甜點都可。這個章節包含70種你可以在家嘗試的簡單食譜，其中的技巧和多樣性，或許可以激發你將這些產品應用在其他你喜愛的食材上。你只要記住，留意各種風味的搭配，並且謹守每日建議攝取量，然後盡情發揮你的烹飪創意吧！

◀左圖泰式風味湯
▼下圖蜜棗捲

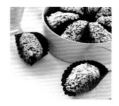

椰奶榛果昔

這種帶有堅果椰奶香的飲品適合慢慢品嚐，滋補養身富含營養，是開啟一天最佳的飲品，也可以作為營養小點心。

去皮榛果	90公克
椰糖	10公克
杏仁萃取物	2.5毫升
椰漿	150毫升
椰子水	200毫升
碎冰塊	適量

2杯

營養資訊：熱量581大卡；蛋白質11.4公克；碳水化合物12.2公克，糖17.3公克；脂肪54.6公克，飽和脂肪24.5公克；膽固醇0毫克；鈣74毫克；纖維6.9公克；鈉259毫克。

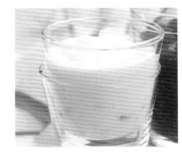

❶ 榛果切成小塊，稍為用小煎鍋烤一下待涼，再將榛果與椰糖倒入攪拌器或食品加工器攪拌，直到完全磨成細粉狀。

❷ 加入杏仁萃取物和椰漿，再一次攪拌直到呈光滑狀。將混合物過篩放入壺中，用湯匙背將泥狀物儘量壓入壺中，以提取更多的混合物。之後將椰子水倒入攪拌。

❸ 兩個杯子加入半杯碎冰塊，倒入做好的椰奶榛果昔即可飲用，請儘快喝完，或置於冰箱冷藏備用。

椰子百香果冰

純正椰子水的風味堪稱上品，若再加上冰塊與百香果，就成為一道清爽的熱帶早餐飲料。

新鮮棕色椰子	1顆
椰糖（最好）或糖	5公克
碎冰	150公克
百香果（將果肉挖出）	3顆

2-3杯

營養資訊：熱量399大卡；蛋白質4公克；碳水化合物5公克，糖5公克；脂肪40.4公克，飽和脂肪35.2公克；膽固醇0毫克；鈣16毫克；纖維11.6公克；鈉22毫克。

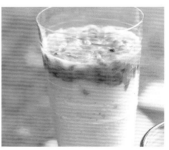

❶ 從椰子取出椰子水，然後將椰子剝開（參考第23頁）。挖出椰肉，刮除棕色椰皮，將椰肉與150毫升的水一起放入榨汁機榨汁後瀝渣，你可以保留椰渣做椰粉（參考第31頁）。如果你喜歡，你可以在椰子水中加一點椰糖。

❷ 將碎冰放入攪拌機或食物處理器攪拌，直到呈冰沙狀。然後倒入椰子水和榨好的椰子汁攪拌均勻，之後倒入長型杯再用湯匙舀百香果果肉置於上方即可食用。

椰棗堅果椰香燕麥粥

富含營養與纖維的椰棗可以增添椰子燕麥粥的甜味，其中燕麥有助於降低血液中的膽固醇值，是健康飲食的一部份。

新鮮椰棗	250公克
燕麥片	225公克
牛奶或椰香奶或豆漿	475毫升
椰子水	300毫升
鹽	少許
生堅果（切碎）	50公克

4人份

營養資訊：熱量450大卡；蛋白質15.2公克；碳水化合物66.8公克，糖30.2公克；脂肪15.4公克，飽和脂肪2.3公克；膽固醇8毫克；鈣188毫克；纖維9.4公克；鈉272毫克。

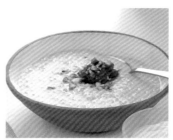

❶ 椰棗對切去籽，用沸水浸泡30分鐘直到變軟，保留90毫升的浸泡水，其餘倒掉。

❷ 椰棗去皮連同浸泡水放入食物處理器攪拌。

❸ 燕麥片、牛奶、椰子水和鹽放入鍋中加熱至沸騰後轉小火，繼續燜煮4-5分鐘，直到煮熟，過程要不停攪拌。

❹ 將煮好的燕麥片配搭椰棗泥和碎堅果即可食用。

綜合莓果椰子藜麥粥

混合藜麥和燕麥的椰子粥烹調容易，同時還含有來自綜合莓果的風味與營養素，尤其是維生素C。

牛奶或椰香奶或豆漿	300毫升
椰子水	300毫升
藜麥片	115公克
燕麥片	50公克
綜合莓果	115公克
椰果（備用）	適量

4-6人份

營養資訊：熱量125大卡；蛋白質6.5公克；碳水化合物20.2公克，糖7.6公克；脂肪2.5公克，飽和脂肪0.7公克；膽固醇4毫克；鈣83毫克；纖維3.1公克；鈉166毫克。

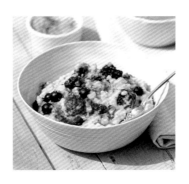

❶ 將牛奶、椰子水和藜麥片倒入鍋中煮開後，關小火再燜煮5分鐘，直到藜麥片變軟。

❷ 鍋中再加入燕麥片，用文火再煮2分鐘，過程中要不停地攪拌。然後再將莓果倒入粥的上層。

❸ 繼續煮2-3分鐘，直到莓果變熱，開始釋出內含的果汁關火後即可食用。食用時，可依照個人口味再添加椰糖或更多牛奶。

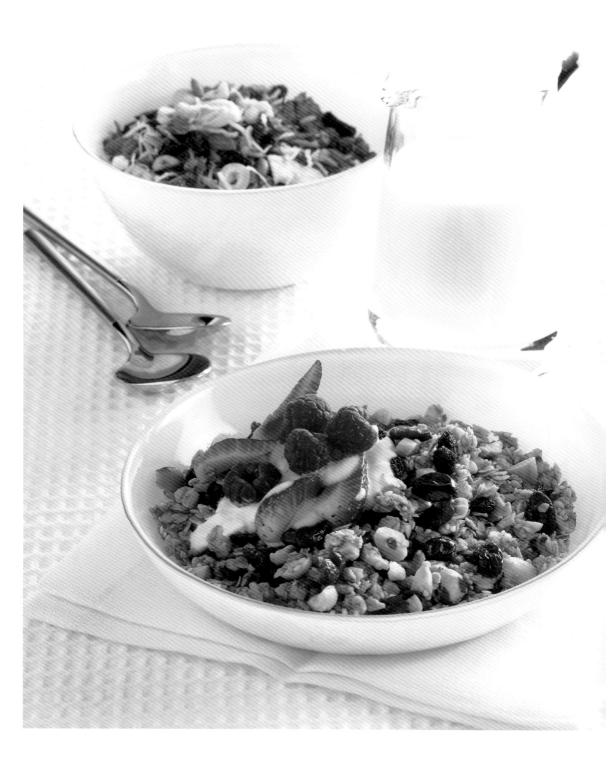

豪華椰子什錦早餐脆片

市面上的早餐脆片比不上自製的早餐脆片，其中含有豐富的種籽類、穀物、堅果和乾果，包括椰子。這種組合帶有豐富的口感，或者你也可以依照個人喜好增減其中的一些成分。

葵花籽	50公克
南瓜籽	25公克
榛果	115公克
燕麥片	115公克
小麥片	115公克
大麥片	115公克
葡萄乾	115公克
杏桃乾（切碎）	115公克
蘋果乾	50公克
椰乾片	50公克
椰子水或椰香奶	適量

4人份

❶ 將葵花籽和南瓜籽與榛果放入平底鍋煎烤大約3分鐘，直到呈金黃色，過程中要不停拌炒以免烤焦，之後將榛果切碎。

❷ 將其餘的材料與種籽和堅果類混合待涼，裝入密封罐保存。要吃時再加入椰子水或椰子風味奶即可。

烹調小秘訣：

水果乾如葡萄乾、杏桃乾和蘋果乾本身都帶有甜味，不過若你喜歡，也可以在脆片上加一些椰糖或椰糖漿。

營養資訊： 熱量873大卡；蛋白質21.8公克；碳水化合物106.6公克，糖40.1公克；脂肪42.8公克，飽和脂肪9.2公克；膽固醇0毫克；鈣162毫克；纖維19.1公克；鈉75毫克。

椰子格蘭諾拉麥片

用椰糖漿和椰子油烘烤堅果、種籽、燕麥片與乾果可以做成營養美味的早餐，之後再搭配椰子水或優格與新鮮的水果即可食用。

燕麥片	115公克
大燕麥片	115公克
葵花籽	50公克
芝麻	25公克
榛果（烤過）	50公克
杏仁果（切碎）	25公克
椰子油	45毫升
椰子糖漿或蜂蜜	50毫升
葡萄乾	50公克
蔓越莓乾	50公克
椰子水或優格與水果	適量

4-6人份

❶ 烤箱預熱至140℃／275℉，將燕麥片、種籽類和堅果類放入碗中混合。

❷ 椰子油和糖漿放入大鍋加熱融化後關火，加入燕麥片等混合物攪拌均勻，然後平鋪於烘焙紙上。

❸ 烘烤大約50分鐘，直到呈酥脆狀，過程中要不時攪拌。烤好後從烤箱取出，拌入葡萄乾和蔓越莓乾，待涼後即可裝入密封容器。

營養資訊： 熱量627大卡；蛋白質15.1公克；碳水化合物75.7公克，糖27.5公克；脂肪31.2公克，飽和脂肪9.6公克；膽固醇0毫克；鈣85毫克；纖維8.9公克；鈉37毫克。

酥脆早餐椰子鬆餅

烘焙過的燕麥片非常普遍，或者你也可以使用格蘭諾拉麥片（參考第73頁），做出酥脆的鬆餅。葡萄乾帶有天然甜味，無需再添加其他糖，當早午餐吃時可再搭配一杯椰子水。

中筋麵粉	150公克
泡打粉	7.5公克
椰糖	30公克
牛奶或椰奶或豆漿	120毫升
椰子水	120毫升
椰子油	50公克
雞蛋	1顆
淺焙燕麥片和葡萄乾	200公克

10份

營養資訊：熱量197大卡；蛋白質5公克；碳水化合物26.1公克，糖8.6公克，脂肪8.8公克，飽和脂肪4.6公克；膽固醇24毫克；鈣51毫克；纖維2.2公克；鈉50毫克。

❶ 烤箱預熱至180℃／350℉，將鬆餅杯抹上薄薄一層油，或者用鬆餅小紙杯。

❷ 麵粉倒入碗中，加入泡打粉和糖攪拌，中間做一個凹洞。

❸ 將牛奶和椰子水與融化的椰子油和雞蛋倒入大碗中用叉子攪拌，將這些液體緩慢倒入麵粉中的凹洞，攪拌呈團狀。

❹ 倒入燕麥片和葡萄乾繼續攪拌，烘烤20-25分鐘直到呈金黃色。靜置於烤盤中幾分鐘，然後再拿出來置於網架上使其完全冷卻。

烹調小秘訣：
要確保牛奶、椰子水和雞蛋的溫度控制在室溫下。

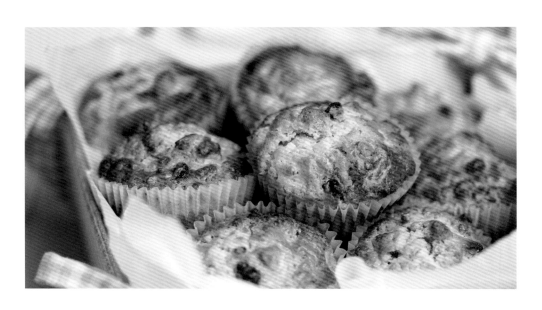

椰子檸檬葡萄乾煎餅

早餐做煎餅是享受周末閒情最好的開始，這份煎餅的材料為椰子水、椰糖，並且增添檸檬的香味。用椰子油煎餅，再淋上椰子糖漿，美味的煎餅為你開啟美好的一天。

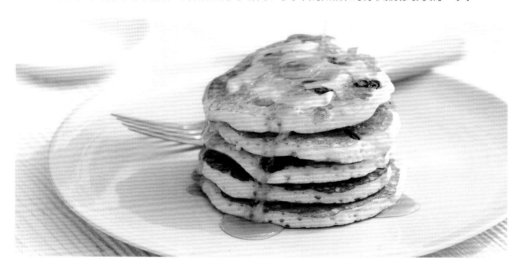

中筋麵粉混合泡打粉	115公克
椰糖	30公克
雞蛋	1顆
椰子水	150毫升
檸檬皮（磨碎）	1顆
椰子油（煎餅用）	適量
葡萄乾	25公克
椰子糖漿或楓糖漿	適量

16份

營養資訊： 熱量48大卡；蛋白質1.3公克；碳水化合物8.5公克，糖3.7公克；脂肪1.2公克，飽和脂肪0.7公克；膽固醇14毫克；鈣29毫克；纖維0.6公克；鈉56毫克。

❶ 麵粉倒入碗中與糖攪拌，中間挖一個凹洞。將雞蛋打散，加入椰子水和檸檬皮混合均勻，倒入麵粉凹洞中，攪拌直到成為平滑的麵糊。

❷ 平底鍋中放少許的油，用中火加熱，直到溫度升高後，用湯匙舀足夠的麵糊至平底鍋，形成2或3個直徑大約6-7公分的煎餅。

❸ 每個煎餅灑上一些葡萄乾，煎鍋溫度保持一定，當煎餅表面產生氣泡後，再煎2-3分鐘然後翻面，之後再煎2-3分鐘，直到兩面都呈金黃色。

❹ 將煎餅移到溫熱的盤子上，當你繼續煎其他煎餅時，你可以用一條乾淨的毛巾覆蓋在煎好的餅上，以保持其熱度。

變化版：

可用15公克椰子粉取代30公克（中筋麵粉混合泡打粉）。

蔬菜椰子歐姆蛋餅

蛋餅是一種快速與簡單的隨意早午餐，這份食譜主要的材料為剩菜，例如馬鈴薯和豌豆，將這些食材與椰子油一起料理。

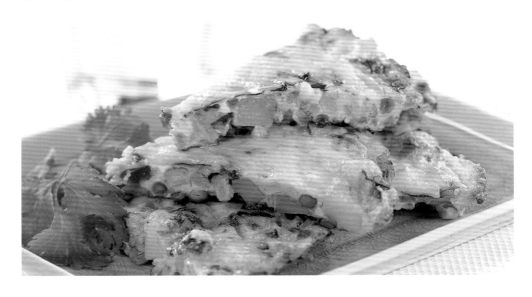

椰子油	30毫升
洋蔥（切碎）	1顆
大蒜（切碎）	1顆
青辣椒（切碎）	1或2根
新鮮香菜（切碎） （預留少許完整香菜裝飾用）	適量
小茴香	2.5公克
蕃茄（切碎）	1顆
小馬鈴薯（切小塊）	1顆
煮熟豌豆	25公克
煮熟玉米或玉米罐頭 （瀝水）	25公克
雞蛋	2顆
現磨切達起司	25公克
鹽和黑胡椒	少許

4-6人份

❶ 用大平底鍋將椰子油加熱後，加入洋蔥、大蒜、辣椒、香菜、小茴香、蕃茄、馬鈴薯、豌豆和玉米，拌炒2-3分鐘直到所有材料混合均勻，且馬鈴薯和蕃茄尚未煮爛，此時適當調味。

❷ 將火再開大一點，把蛋打散倒入平底鍋後，蓋上鍋蓋轉小火，直到煎蛋底部呈金黃色。

❸ 在煎蛋上灑一些切達起司後，將鍋子放在預熱的烤架上繼續烤，直到起司融化與蛋混合。

❹ 最後用新鮮香菜裝飾蛋餅，就成為一道美味的早餐或早午餐。

營養資訊：熱量110大卡；蛋白質4.7公克；碳水化合物5.9公克，糖2.3公克；脂肪7.7公克，飽和脂肪4.8公克；膽固醇85毫克；鈣52毫克；纖維1.2公克；鈉62毫克。

椰子炒蛋

如果你真想來一份能夠趕走睡魔的早餐，這份炒蛋是個不錯的選擇，它也可以是份美味的晚餐輕食。

椰子油	45毫升
洋蔥（切碎）	1大顆
新鮮青辣椒（切碎）	1-2根
薑末（可加可不加）	5公克
薑黃	2.5公克
蕃茄（切碎）	2顆
新鮮香菜葉（切碎）	15公克
鹽	2.5公克或適量
雞蛋	4大顆
印度麵包 或土司佐椰子抹醬	適量

4人份

❶ 開中火用煎鍋熱油，加入洋蔥、青辣椒和薑（如果有使用），翻炒大約5-6分鐘，直到洋蔥變軟。

❷ 加入薑黃和切碎的蕃茄持續拌炒1分鐘，然後放入新鮮的香菜和鹽。

❸ 蛋打散後倒入鍋中，拌炒至想要的熟度。

❹ 蛋熟後，搭配熱印度麵包或抹上椰子醬或椰子油的土司即可食用。

營養資訊：熱量220大卡；蛋白質10.6公克；碳水化合物6.6公克；糖5.1公克；脂肪17公克，飽和脂肪9.6公克；膽固醇289毫克；鈣70毫克；纖維2.1公克；鈉113毫克。

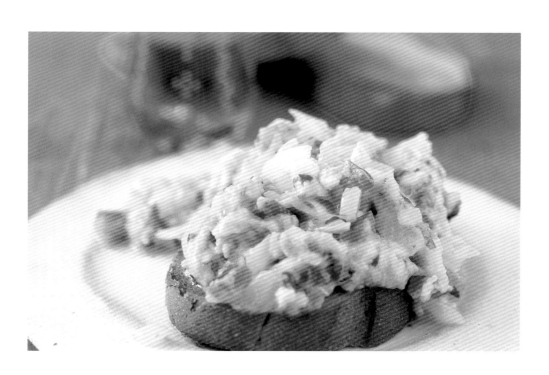

酪梨椰子冷湯

這道冷湯結合酪梨與洋蔥、大蒜、檸檬和小茴香獨特的香氣，其中還包括健康的椰子水。酪梨含有單元不飽和脂肪，有助於降低血液中的膽固醇。

成熟酪梨	3顆
青蔥（切碎只取白色部份）	1把
大蒜（切碎）	2顆
檸檬汁	1顆
小茴香	1.25公克
辣椒粉	1.25公克
新鮮蔬菜高湯	450毫升
冷藏椰子水	300毫升
現磨黑胡椒	適量
香菜（切碎）	適量

4人份

❶ 提早準備這道湯品，這樣才有足夠的時間讓湯冷卻。將一顆新鮮酪梨果肉放入食物處理器攪拌，加入青蔥、大蒜和檸檬汁攪拌成平滑的蔬菜泥。

❷ 慢慢加入新鮮蔬菜高湯，將湯裝入碗中，用保鮮膜包好，放入冰箱冷藏2-3小時。

❸ 食用前加入冰椰子水，然後灑上適量黑胡椒調味，再以香菜裝飾即可食用。

營養資訊：熱量161大卡；蛋白質3.3公克；碳水化合物3.7公克；糖7公克；脂肪14.9公克；飽和脂肪3.1公克；膽固醇0毫克；鈣44毫克；纖維6.2公克；鈉407毫克。

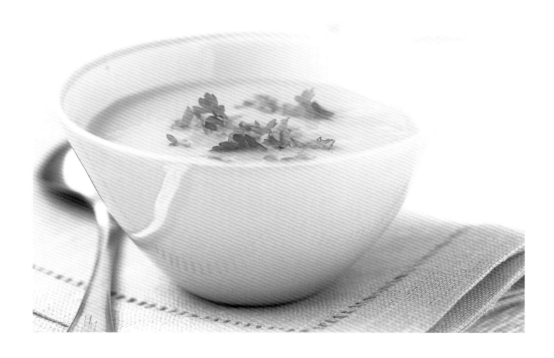

夏日蔬菜椰子湯

以蕃茄為主，色彩鮮艷口感清爽的湯，取材來自夏季的多數蔬果。椰子水為這道湯品帶來一絲淡淡的甜味，並且將所有的風味融合在一起，成為一道令人難忘的料理。

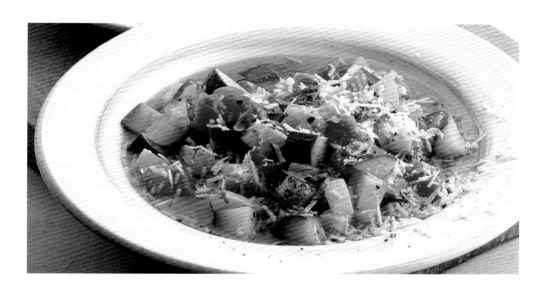

成熟紅蕃茄	450公克
成熟黃蕃茄	225公克
椰子油	30毫升
洋蔥（切碎）	1大顆
蕃茄醬	15毫升
綠色櫛瓜（去籽切小塊）	225公克
黃色櫛瓜（去籽切小塊）	225公克
圓形小馬鈴薯（切小塊）	3顆
大蒜	2顆
高湯	600毫升
椰子水	475毫升
新鮮羅勒（切碎）	60公克
新鮮現磨帕馬森起司	50公克
現磨黑胡椒	適量

4人份

❶ 將所有蕃茄放入沸水中燙30秒，之後撈起沖冰水，然後剝皮切碎。

❷ 用平底熱油，拌炒洋蔥5分鐘，直到洋蔥變軟後，加入蕃茄醬、蕃茄、櫛瓜、馬鈴薯和大蒜，再充分拌炒後，用文火燜煮10分鐘。

❸ 倒入高湯和椰子水，煮沸後關小火，蓋上鍋蓋，保留一點縫細，用文火燜煮15分鐘直到所有蔬菜變軟，過程視情況加入更多的高湯或椰子水。

❹ 關火後加入新鮮羅勒，食用前再加入調味料與灑上帕馬森起司即可。

營養資訊：熱量226大卡；蛋白質12.3公克；碳水化合物21.1公克，糖18.4公克；脂肪10.8公克，飽和脂肪7.5公克；膽固醇28毫克；鈣224毫克；纖維9公克；鈉629毫克。

南瓜椰子湯

簡單的南瓜湯是寒天中的小確幸，同時也是很棒的開胃菜，搭配午餐則是一份撫慰人心的湯品。食用前若加上椰奶和一點椰子油或融化的奶油就更加美味。

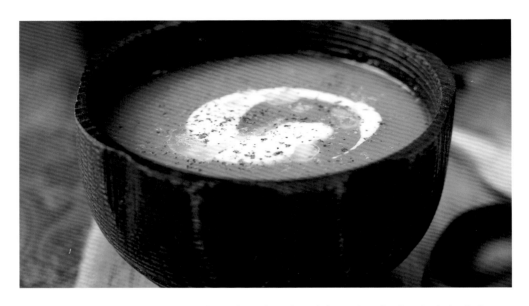

南瓜肉（切小塊）	1公斤
雞湯或蔬菜高湯	475毫升
椰子水	475毫升
椰糖	10公克
鹽和現磨黑胡椒	少許
椰子油或奶油	15公克
椰奶	60毫升

4人份

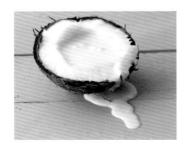

❶ 將南瓜塊和高湯與椰子水一起放入鍋中煮沸後，關小火再燜煮大約20分鐘直到南瓜變軟。

❷ 將湯用食物處理器攪拌成泥，然後再放入鍋中再次煮沸。

❸ 加入椰糖調味，當加入椰油或奶油時，保持文火使其慢慢融化。

❹ 將湯舀入碗中，表面拌一些椰奶和滴幾滴椰子油或奶油即可食用。你可以再多加一些椰奶，以享受每一口濃郁的椰奶香。

營養資訊： 熱量148大卡；蛋白質4.8公克；碳水化合物9公克，糖14.8公克；脂肪10.5公克，飽和脂肪8.8公克；膽固醇0毫克；鈣76毫克；纖維6.9公克；鈉504毫克。

美味泰式椰子鮮魚湯

清淡香氣濃郁的鮮魚湯取材自安鱇魚塊加椰子水與高湯慢火熬煮，香氣包含萊姆、香茅、薑、新鮮香草和辣椒。是優質的蛋白質來源，也是低脂低熱量的料理。

椰子水	350毫升
鮮魚高湯	600毫升
香茅（梗）	4根
萊姆	3顆
新鮮小紅辣椒（去籽切碎）	2根
薑（去皮切小片）	2公分
新鮮帶葉香菜梗	6根
叻沙葉（切碎）	2片
安鱇魚排去皮 （切成2.5公分小塊）	350公克
椰子醋	15毫升
泰式魚露	30毫升
新鮮香菜葉 （切碎裝飾用）	30公克

4人份

❶ 將椰子水和高湯倒入大鍋中煮沸。香茅斜切，每片約3毫米，叻沙葉去梗剝成四片加入鍋中。榨萊姆汁備用。

❷ 將香茅、萊姆皮、辣椒、薑和新鮮香菜梗，連同叻沙葉一起加入高湯，用文火煮1-2分鐘，然後加入安鱇魚、椰子醋、泰式魚露和一半的萊姆汁。

❸ 用文火再煮3分鐘，直到魚肉變軟，但仍保持魚塊狀。

❹ 湯中的香菜梗取出丟棄，嚐一下味道，視需要再加一些萊姆汁，魚湯要趁熱喝，食用前再搭配香菜裝飾即可。

營養資訊：熱量75大卡；蛋白質16.1公克；碳水化合物1.3公克，糖6.4公克；脂肪0.6公克，飽和脂肪0.1公克；膽固醇12毫克；鈣11毫克；纖維2.6公克；鈉982毫克。

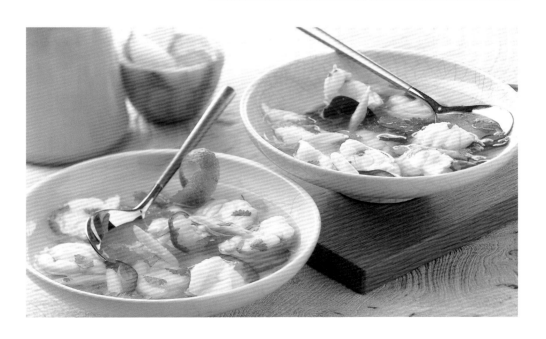

椰子海鮮湯

美味引人入勝的泰式海鮮湯充滿椰子香味，並且結合所有海鮮的甘甜。雖然食材很多，但料理容易且味道鮮美極了。

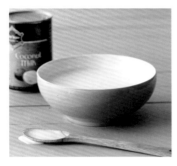

椰子水	300毫升
鮮魚高湯	300毫升
新鮮南薑（切片）	5根
香茅（梗）（切碎）	2根
叻沙葉（切碎）	3片
韭菜（約25公克）	1束
新鮮香菜（約15公克）	1小束
椰子油	15毫升
紅蔥頭（切碎）	4顆
罐頭全脂椰奶	400毫升
泰式魚露	30-45毫升
泰式綠咖哩（醬）	45-60毫升
新鮮大蝦（去殼去泥腸）	450公克
處理好的烏賊	450公克
萊姆汁	少量
鹽和黑胡椒	少許
油炸紅蔥酥片	60公克

4人份

❶ 大鍋中倒入椰子水和鮮魚高湯，加入南薑或薑片、香茅和一半叻沙葉。

❷ 留一些韭菜裝飾用，其他切碎，先放一半至鍋中，將香菜葉拔起來備用，香菜梗加入鍋中。湯煮沸後關小火，用文火燜煮20分鐘，之後將湯過濾置於大碗。

❸ 把鍋子洗淨烘乾，倒入油與紅蔥爆香，用中火炒煮5-10分鐘，直到紅蔥呈棕色後，倒入過濾好的湯、椰奶和剩下的叻沙葉與30毫升魚露，用文火燜煮5-10分鐘。

❹ 加入咖哩醬和大蝦攪拌煮3分鐘後，再加入烏賊煮大約2分鐘，加入萊姆汁和魚露調味，最後再拌入預留的韭菜和香菜葉，食用前再灑上油炸紅蔥酥片即可。

營養資訊：

熱量265大卡；蛋白質40.2公克；碳水化合物8.4公克，糖10.8公克；脂肪8.2公克，飽和脂肪3.2公克；膽固醇473毫克；鈣170毫克；纖維2.4公克；鈉1347毫克。

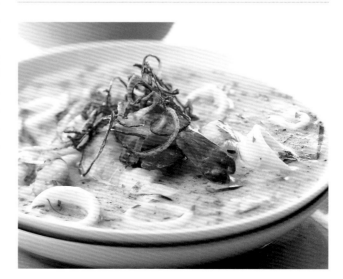

香茅椰子雞米湯

有益健康的米湯,湯底來自高湯和椰子水,清淡爽口,帶有香茅的香氣。米飯和雞肉都是易消化的食物,如果你的身體欠佳,這份食譜很適合當康復提神的湯品。

雞腿	2隻
椰子水	600毫升
香茅（梗）（切3段拍碎）	2根
泰式魚露	15毫升
短米（洗淨）	90公克
新鮮香菜葉（切碎裝飾用）	1束
綠或紅辣椒（去籽切細條狀）	1根
萊姆（切丁備用）	1顆
鹽和黑胡椒	適量

高湯

洋蔥（切成四大塊）	1顆
大蒜（切碎）	2顆
薑（切薄片）	25公克
香茅（梗）（對切拍碎）	2根
乾辣椒	2根
泰式沾醬	30毫升

4人份

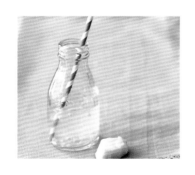

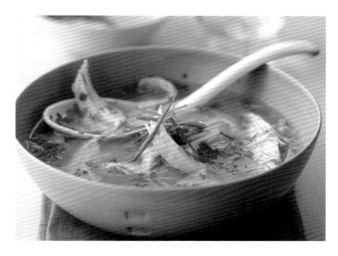

❶ 把雞肉放入深鍋,讓雞肉可以完全平放鍋中。加入所有的高湯材料,倒入1.2公升的水煮沸幾分鐘後,轉小火燜煮大約2個小時。

❷ 將高湯表面的浮油撈起,過濾湯汁備用。去除雞皮,將雞肉撕成細絲備用。

❸ 將雞湯倒入深鍋,加入椰子水煮沸,關小火後加入香茅（梗）和泰式魚露。之後放入短米,不要蓋上鍋蓋,文火煮大約40分鐘。

❹ 加入雞肉絲和調味料。將湯分別裝入溫熱的碗中,加入切碎的香菜和細辣椒絲裝飾即可食用,切丁萊姆片置一旁備用。

營養資訊:熱量212大卡;蛋白質24.4公克;碳水化合物18.3公克,糖9.3公克;脂肪4.5公克,含飽和脂肪1.3公克;膽固醇60毫克;鈣30毫克;纖維4.5公克;鈉446毫克。

羅望子蔬菜椰子豬肉湯

名為「Sinigang」（酸湯）是菲律賓著名的主要湯品，而且各地區都有其特有的風味，帶有來自羅望子特別的酸味，而椰子水的甜味剛好有助於平衡其中的酸味。

椰子水	600毫升
豬或雞高湯	1.5公升
羅望子醬	15-30毫升
魚露	30毫升
薑（磨碎）	25公克
中型地瓜（切成1口大小）	1顆
豇豆（長豆）	8-10 條
空心菜（洗淨）	225公克
豬里肌（切成厚片）	350公克
青蔥（切碎只留白色部份）	2-3根
黑胡椒	適量

4-6人份

烹調小秘訣：

可以使用低鈉高湯塊或新鮮高湯，這份湯品的鹹味應該來自魚露，不需要額外再加鹽。

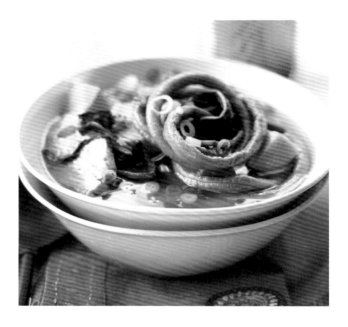

❶ 用炒鍋或深鍋，將椰子水和高湯煮沸後，加入羅望子醬、魚露和薑，關小火燜煮20分鐘後，加黑胡椒調味。

❷ 加入地瓜和角豆，煮大約3-4分鐘，直到地瓜變軟。

❸ 再加入空心菜和豬肉片，用文火煮大約2-3分鐘，直到豬肉煮熟呈不透明狀。

❹ 將湯裝入個別溫熱的碗中，灑上青蔥末即可食用。食用時，你需要使用湯匙和筷子。

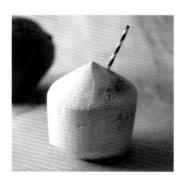

營養資訊：熱量154大卡；蛋白質17.6公克；碳水化合物14.5公克，糖13.5公克；脂肪3.2公克，飽和脂肪0.9公克；膽固醇37毫克；鈣100毫克；纖維6.5公克；鈉986毫克。

印度椰子米羊肉湯

添加椰奶讓這道肉湯充滿濃厚的奶香，長香米使這道湯品更濃稠，而小茴香和芫荽則帶給這道肉湯特殊的風味。這份食譜是基於經典的印度咖哩肉湯，其中加入焙烘過的椰子片使這道湯品口感更為豐富。

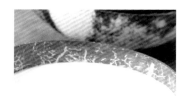

洋蔥（切碎）	2顆
大蒜（磨碎）	6顆
薑（磨碎）	5公分
椰子油	45毫升
罌粟籽	30公克
小茴香籽	5公克
香菜籽	5公克
薑黃粉	2.5公克
羊排去骨 （切一口大小狀）	450公克
紅辣椒粉	1.25公克
椰子水	600毫升
羊肉高湯	600毫升
長米	50公克
檸檬汁	30毫升
椰奶	60毫升
鹽和黑胡椒	少許
新鮮香菜和烘焙椰子脆片 （裝飾用）	適量

6人份

❶ 將洋蔥、大蒜、薑和15毫升的椰子油倒入食物處理器攪拌成醬備用。

❷ 小平底鍋加熱，加入罌粟籽、小茴香籽和香菜籽烘烤幾秒鐘，過程中不斷來回搖平底鍋，直到它們散發香氣後，將它們移至研磨砵中磨成粉狀再加入薑黃備用。

❸ 在大鍋中倒入剩餘的油加熱，分批將羊肉以高溫煎4-5分鐘，直到表面呈棕色。先取出羊肉靜置一旁，之後加入洋蔥等醬煮大約2分鐘，過程中要不時攪拌。然後倒入香料煮1分鐘，將羊肉和肉汁放入鍋中，加入紅辣椒粉、椰子水、高湯和調味料煮沸後，用文火再燜煮大約30分鐘，直到羊肉變軟。

❹ 加入長米，蓋上鍋蓋煮大約15分鐘後，加入檸檬汁和椰奶，用文火再煮2分鐘，上桌前裝飾新鮮香菜和椰子乾片即可。

營養資訊：熱量222大卡；蛋白質19公克；碳水化合物11.1公克，糖9.3公克；脂肪12.2公克，飽和脂肪7.4公克；膽固醇56毫克；鈣47毫克；纖維3.9公克；鈉490毫克。

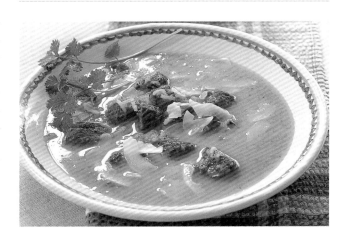

點心和沙拉

椰子沙拉醬

這道椰子料理是經典的美國德州與墨西哥開胃菜，通常是作為蔬菜棒或玉米片的沾醬，是一種健康的點心，可作為輕食午餐或搭配魚及其他肉類一起食用。

成熟酪梨	2顆
紅洋蔥（切碎）	1小顆
新鮮辣椒（去籽切碎）	1根
大蒜末加一點鹽 （可加可不加）	半顆至1顆
萊姆皮末和萊姆汁	半顆至1顆
椰糖	少許
蕃茄	225公克
香菜（切碎）	30公克
小茴香粉	2.5-5公克
融化椰子油	15毫升
椰漿	15-30毫升
鹽和現磨黑胡椒	少許
切丁萊姆、海鹽 和新鮮香菜（裝飾用）	適量

4人份

❶ 酪梨對切去籽，半顆備用，其餘用叉子挖出果肉至碗中。

❷ 將洋蔥、辣椒、大蒜（如果有使用）、萊姆皮、一顆萊姆汁和椰糖加入碗中攪拌。蕃茄去籽切小塊與香菜一起放入碗中，然後加入小茴香、調味料和更多萊姆汁，最後倒入椰子油拌勻。

❸ 將剩下的半顆酪梨切成小塊狀（骰子大小），拌入沙拉醬中，用保鮮膜包覆靜置15分鐘使其入味。

❹ 食用前加入椰漿拌勻，將沾上海鹽的楔型萊姆和香菜放一旁裝飾。

營養資訊：熱量295大卡；蛋白質3.4公克；碳水化合物7.4公克，糖4.8公克；脂肪28.2公克，飽和脂肪8.6公克；膽固醇0毫克；鈣35毫克；纖維7.3公克；鈉15毫克。

椰子香草辣椒沾醬

這種溫和的哥倫比亞綜合辣椒醬可搭配肉餡餅或法式蔬菜棒沙拉一起食用。這種醬的作法大多是大份量製作，之後存放於冰箱隨時享用。

哈瓦那辣椒（habanero）（去籽）	1小顆
青蔥	1-2根
蕃茄（去籽和去皮）	1顆
香菜（切碎）	90公克
椰子醋	75毫升
椰子水	75毫升
萊姆汁	10毫升
鹽	5公克
椰子油	7.5毫升

150毫升

❶ 辣椒、青蔥、蕃茄和新鮮香菜切碎後，全部放入大碗中，加入其餘的材料攪拌均勻。

❷ 倒出一次想要的份量至碗中，蓋上保鮮膜靜置室溫至少一個小時入味，其餘則放入容器蓋好，置於冰箱冷藏。

營養資訊：熱量72大卡；蛋白質4.5公克；碳水化合物5.6公克，糖9.9公克；脂肪3.7公克，飽和脂肪2.7公克；膽固醇0毫克；鈣70毫克；纖維3.5公克；鈉2181毫克。

烤椰子玉米糕佐濃郁智利辣醬

玉米糕是一種優質無小麥的澱粉碳水化合物，這份食譜是玉米糕搭配含有辣椒、新鮮香草和椰子的智利辣醬。

乾辣椒碎片	10公克
椰子水	600毫升
淡味蔬菜湯或水	750毫升
快煮玉米粥	250公克
椰子油	45毫升
新鮮蒔蘿（切碎）	30毫升
新鮮香菜（切碎）	30毫升

智利辣醬

紅洋蔥（切碎）	半顆
西班牙辣椒（切碎）	4顆
新鮮中型紅辣椒（去籽切碎）	1顆
小型紅甜椒（去籽切小塊）	1顆
椰子醋或蘋果醋	10毫升
椰子油	30毫升
蕃茄去籽（切碎）	4顆
新鮮香菜（切碎）	45公克

6人份

營養資訊：熱量273大卡；蛋白質7.3公克；碳水化合物35.8公克，糖11公克；脂肪11公克，飽和脂肪8公克；膽固醇0毫克；鈣28毫克；纖維6.1公克；鈉264毫克。

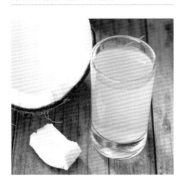

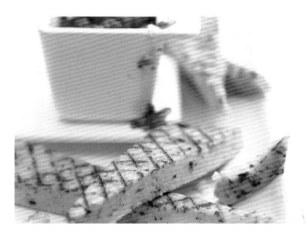

① 將辣椒片與椰子水和高湯放入鍋中煮沸，緩緩倒入玉米粥，過程中要不停攪拌。關小火，並且繼續攪拌幾分鐘，當玉米粥變濃稠時，倒入一半的椰子油和香草攪拌。將玉米粥倒入抹上油的33 x 23公分寬的烤盤待涼後冷藏一晚，過程中不要蓋上蓋子。

② 製作智利辣醬：將洋蔥、西班牙辣椒、辣椒和青椒放入研磨缽中，倒入椰子醋或蘋果醋，用杵搗大約一分鐘後將辣醬倒入碗中拌入蕃茄和香菜，之後蓋上蓋子置於陰涼處備用。

③ 將玉米糕置於室溫，切成12等份三角形狀，上面刷一層椰子油。

④ 將烤煎鍋加熱，直到滴水表面馬上蒸發後轉中火，將玉米糕放在煎鍋上煎烤2分鐘，抹油的那一面朝下，之後再翻面煎烤1分鐘，烤好後配上智利辣醬即可食用。

椰絲餅

在印度，這種小點心取材自磨碎新鮮椰肉製成，如果你有時間，你可以自製，不過為了簡單起見，這份食譜是將椰絲浸泡於椰子水軟化，以恢復其濕潤度。

椰絲（無糖）	150公克
溫椰子水	150毫升
麵包去外皮	2片
鷹嘴豆粉（雪蓮子粉）	75公克
新鮮青辣椒（大略切碎，如果喜歡可以留籽）	1-3根
薑去皮（切碎）	2.5公分
大蒜去皮（切碎）	1大顆
新鮮香菜（葉和梗切碎）	15公克
辣椒粉	2.5公克或適量
鹽	3.75公克或適量
中型洋蔥（切碎）	1顆
椰子油（煎椰絲餅用）	適量

16人份

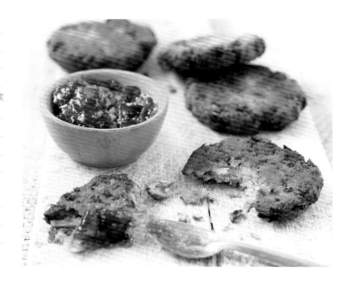

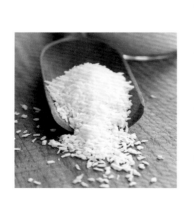

❶ 將椰絲倒入大碗，加入溫椰子水混合，靜置10分鐘讓椰絲充分吸收水分。將麵包切成小塊狀。

❷ 除了洋蔥和椰子油外，將所有的材料放入食物處理器攪拌成泥後取出放入大碗，之後加入洋蔥攪拌均勻，將混合物平均分成16份後，壓成扁圓形狀。如果餅很黏，可以用手沾水預防沾黏。

❸ 將15毫升椰子油倒入不沾鍋加熱後，放入椰絲餅煎烤，每面大約煎3-4分鐘，直到兩面呈金黃色。

❹ 煎好後的椰絲餅先放在廚房吸油紙上，當你在煎其他餅時，記得要將煎好的餅保溫，過程中視情況下再添加椰子油。

營養資訊： 熱量109大卡；蛋白質2.2公克；碳水化合物5.3公克，糖2.2公克；脂肪8.9公克，飽和脂肪7.4公克；膽固醇0毫克；鈣22毫克；纖維3公克；鈉44毫克。

椰子豆腐佛拉福煎餅（falafel）

傳統佛拉福煎餅取材自鷹嘴豆，但這個廣受歡迎的佛拉福（煎）餅版本則使用豆腐和椰子油作為基本食材。這些外皮酥脆的（煎）餅搭配皮塔麵包和沾醬，例如鷹嘴豆泥或甜辣醬，就成為了一道美味的午餐。

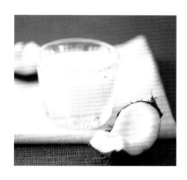

椰子油	45毫升
洋蔥（切碎）	2大顆
大蒜（磨碎）	3顆
傳統豆腐 （瀝乾水分搗成泥狀）	500公克
新鮮麵包屑	200公克
新鮮荷蘭芹（切碎）	15公克
椰子醬油或大豆醬油	45毫升
烘焙芝麻	50公克
小茴香粉	5公克
薑黃	15公克
芝麻醬	60毫升
檸檬汁	1顆
紅辣椒粉	1.25公克
預熱過的阿拉伯薄麵包和一些鷹嘴豆泥或甜辣醬	

4-6人份

烹調小秘訣：

如果在搓（煎）餅球時很黏，你可以在其表面沾一點椰子粉。

❶ 將30毫升椰子油倒入大平底鍋加熱，然後放入洋蔥和大蒜拌炒2-3分鐘，直到洋蔥變軟後靜置一旁備用。

❷ 烤箱預熱至180℃，將剩下的材料與油放入大碗混合後，加入剛剛炒好的洋蔥攪拌。

❸ 把所有食材做成直徑2.5公分的圓球，將它們放在上油的烘烤紙上，放入烤箱烘烤大約30分鐘直到（煎）餅球表面呈酥脆狀，但裡面仍保有其濕潤度。

❹ 用牙籤穿過每個（煎）餅球，配上預熱過的阿拉伯薄麵包和一些鷹嘴豆泥或甜辣醬即可食用。

營養資訊：熱量323大卡；蛋白質14.6公克；碳水化合物21.8公克，糖6.5公克；脂肪21.2公克，飽和脂肪7.1公克；膽固醇0毫克；鈣670毫克；纖維5.3公克；鈉697毫克。

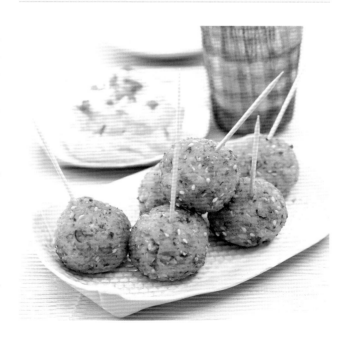

泰式椰子米沙拉

香茅、辣椒、椰子和杏仁為這道色彩繽紛的沙拉增添令人興奮的口感和風味，很適合作為輕鬆的午餐沙拉。可事先準備，只要食用前加入酪梨、羅勒葉和醬汁即可。

熟飯	350公克
水梨（切小塊）	1顆
蝦米（切碎）	50公克
酪梨（去皮去籽切小塊）	1顆
中型小黃瓜（切小塊）	半條
香茅（梗）（切碎）	2根
甜辣醬	30毫升
新鮮辣椒（去籽切細絲）	1根
烘焙杏仁片	115公克
新鮮香菜（切碎）	1小把
甜羅勒葉（裝飾用）	

醬汁

椰子水	300毫升
蝦醬	10公克
椰糖	15公克
叻沙葉（撕成小片）	2片
新鮮香茅（梗）（切片）	半根

4-6人份

變化版：

你可以使用任何新鮮的蔬菜水果，即使隔夜的肉類也可以放入沙拉中。

營養資訊：熱量302大卡；蛋白質13.2公克；碳水化合物26.5公克，糖10.6公克；脂肪16.6公克，飽和脂肪2.1公克；膽固醇51毫克；鈣198毫克；纖維3.8公克；699毫克。

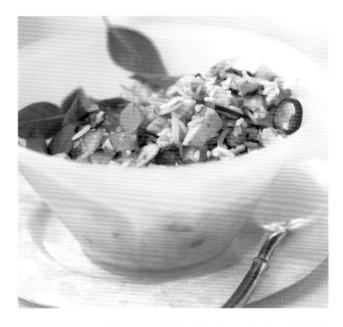

❶ **醬汁作法**：椰子水、蝦醬、椰糖、叻沙葉和香茅放入小鍋慢火加熱，過程中要不斷攪拌直到椰糖融化，煮沸後關小火再燜煮5分鐘。煮好後過濾湯汁，靜置一旁待涼。

❷ 將煮好的飯放入大型沙拉碗，用叉子將米飯撥開，加入水梨、蝦米、酪梨、小黃瓜、香茅（梗）和甜辣醬混合均勻。

❸ 加入辣椒絲、杏仁和香菜拌勻，再以甜羅勒裝飾，淋上醬汁即可食用。

加多加多（Gado gado）椰子沙拉

這道有名的印尼沙拉結合蒸熟和新鮮的蔬菜與水煮蛋，其中椰子水為這道沙拉帶來堅果味並與花生和椰子醬油製成的醬汁結合出甜甜的口感。

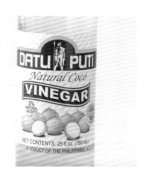

❶ 用蒸籠或蒸鍋將對半馬鈴薯蒸10分鐘。

❷ 加入其他蔬菜再蒸10分鐘，直到所有蔬菜變軟。

❸ 將所有蔬菜和蛋以及豆瓣菜（若有使用）擺盤待涼。

❹ 將花生醬、椰子水、大蒜、雪莉酒、椰子醋、鯷魚露、椰子醬油和椰糖放入大碗中攪拌，直到呈光滑狀，之後淋在沙拉上即可食用。

營養資訊：熱量273大卡；蛋白質10公克；碳水化合物40公克，糖15公克；脂肪8公克，飽和脂肪4公克；膽固醇19毫克；鈣209毫克；纖維4公克；鈉70毫克。

小馬鈴薯（對切）	225公克
紅蘿蔔（切成長條狀）	2根
四季豆	115公克
花椰菜（分成小花）	半顆
高麗菜（切絲）	1/4顆
豆芽菜	200公克
水煮蛋（切成四分之一）	4顆
豆瓣菜（可加可不加）	1把

沙拉醬

酥脆花生醬	90毫升
椰子水	300毫升
大蒜磨碎	1顆
無糖雪莉酒	15毫升
椰子醋	15毫升
鯷魚露（anchovy essence）	5毫升
椰子醬油或黑豆醬油	30毫升
椰糖	10公克

6人份

變化版：

若要使醬汁更濃稠，你可以用椰奶取代椰子水，或者再加入15毫升椰奶。

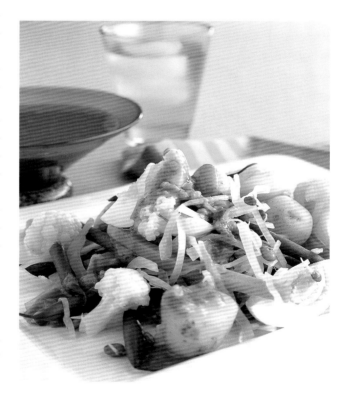

柑橘椰子雞涼拌沙拉

這道顏色鮮明的涼拌沙拉以柑橘醬汁取代蛋黃醬。清脆的蔬菜加上椰子油拌炒的雞肉，搭配柑橘醬汁調味，成為一道營養豐富的沙拉，也能當成主菜食用。

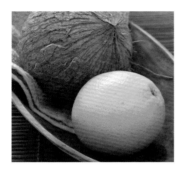

椰子油	90毫升
雞胸肉（去皮）	6份
柳橙	4顆
萊姆	2顆
法式芥末醬	5公克
蜂蜜	15公克
白色高麗菜（切絲）	300公克
胡蘿蔔（去皮切薄片）	300公克
青蔥（切片）	2根
芹菜（切成細條狀）	2根
新鮮龍蒿（切碎）	
	30公克
鹽和現磨黑胡椒	少許

6人份

變化版：
若要更濃稠的醬汁，你可以使用奶黃醬、法式鮮奶油醬或椰漿來取代蜂蜜柑橘椰子油醬汁。

❶ 用大鍋將30毫升椰子油加熱，加入雞肉煎15-20分鐘呈金黃色後靜置一旁待涼備用。

❷ 剝開2顆柳橙和萊姆，將每片分開備用。磨1顆柳橙的果皮和榨汁，倒入一個鍋中。

❸ 再將剩下的椰子油倒入，加入迪戎芥末醬、蜂蜜和鹽與黑胡椒調味，慢慢加熱直到椰子油融化後關火，並且攪拌均勻。

❹ 將高麗菜、胡蘿蔔、青蔥和芹菜放入碗中，倒入三分之二醬汁拌勻，靜置10分鐘。

❺ 將最後1顆柳橙榨汁倒入剩餘的醬汁中，加入柳橙片和萊姆片與龍蒿。之後將雞肉切片拌入其中，搭配高麗菜等沙拉即可食用。

營養資訊：熱量312大卡；蛋白質32.6公克；碳水化合物17.1公克，糖16.5公克；脂肪13公克，飽和脂肪10公克；膽固醇88毫克；鈣113毫克；纖維5.6公克；鈉135毫克。

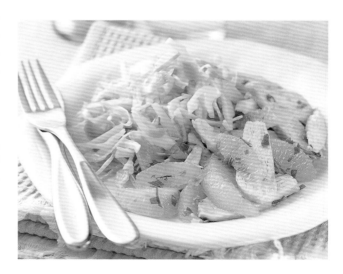

主食
牛肉香菇椰子沙拉

這份簡單豐富的沙拉，結合了烤牛肉條和有益心臟健康的椰子油炒蘑菇與新鮮生菜，其中口感鮮明的萊姆醬汁使這道料理的風味更加完整。

菲力牛排（里肌肉或腿肉）	500公克
椰子油	30毫升
紅辣椒（去籽切絲）	2小根
新鮮香菇（去梗切片）	225公克
生菜（撕成條狀）	1顆
小蕃茄（對切）	175公克
小黃瓜（去皮切成細絲）	5公分
烘焙芝麻	45公克

醬汁

青蔥（切碎）	3根
大蒜（切碎）	2顆
萊姆汁	1顆
香菜（切碎）	30公克
泰式魚露	15-30毫升
椰糖	5公克

4人份

變化版：

除了牛肉外，你也可以用羊頸部的肉片，先去除肥肉再切成兩半，每面火烤大約6-7分鐘，待涼後切成薄片即可。

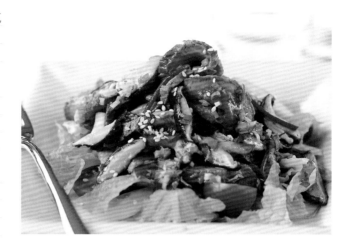

❶ 烤爐預熱至中溫，放入牛排每面煎2-4分鐘，視你喜歡的熟度。烤好後，靜置至少15分鐘待涼，之後儘量切薄片放入碗中。

❷ 用小煎鍋熱椰子油，加入辣椒絲和切片香菇，拌炒大約5分鐘後關火。

❸ 將牛肉片拌入鍋中充分拌炒，使牛肉與辣椒和香菇完全融合。

❹ 用碗將所有的醬汁材料混合，然後倒入牛肉炒料中輕輕攪拌。

❺ 在盤上擺上生菜、蕃茄和小黃瓜，用湯匙將牛肉炒料置於中間後，灑上芝麻即可食用。

營養資訊：熱量244大卡；蛋白質30.8公克；碳水化合物3.8公克；糖3.8公克；脂肪11.7公克，飽和脂肪7.1公克；膽固醇73毫克；鈣57毫克；纖維2公克；鈉400毫克。

椰子炒蔬菜

種籽和蔬菜口感的對比，再加上椰子醬油、椰糖和醋的濃郁風味，使得這道料理變得更加美味。種籽含有豐富的營養素，其中包括有益的油脂和蛋白質。

椰子油	30毫升
芝麻	30公克
葵花籽	30公克
南瓜籽	30公克
大蒜（切碎）	2顆
薑（去皮切碎）	2.5公分
大型紅蘿蔔（切成細條狀）	2根
大型櫛瓜（切成細條狀）	2根
秀珍菇（撕成片狀）	90公克
豆瓣菜或嫩菠菜葉（切碎）	150公克
新鮮薄荷葉或香菜（切碎）	1小把
黑豆醬油	60毫升
椰子醬油或淡大豆醬油	30毫升
椰糖或紅糖	15公克
椰子醋或米醋	30毫升

4人份

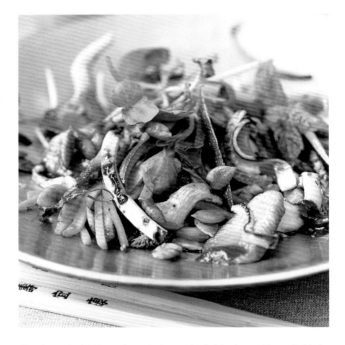

❶ 大鍋中熱油，將種籽類用中火拌炒1分鐘，之後加入大蒜和薑持續拌炒幾分鐘。過程中不要讓大蒜燒焦，不然會有苦味。

❷ 加入胡蘿蔔和櫛瓜與秀珍菇拌炒5分鐘，直到所有蔬菜變得脆軟，邊緣呈金黃色。

❸ 加入豆瓣菜或菠菜與其他新鮮香草後再拌炒約1分鐘，之後倒入黑豆醬油、椰子醬油或淡大豆醬油、椰糖和醋拌炒約1-2分鐘，直到入味即可食用。

營養資訊：熱量257大卡；蛋白質8.8公克；碳水化合物11.3公克，糖10.7公克；脂肪19.9公克，飽和脂肪7.4公克；膽固醇0毫克；鈣275毫克；纖維6.2公克；鈉972毫克。

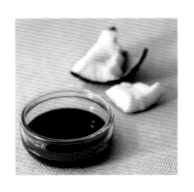

黑豆椰子香辣堡

這份素食漢堡取材自低脂高纖的罐頭黑豆－一年四季好用的廚房備料。其中用椰子水煮藜麥，並搭配堅果加墨西哥辣椒、萊姆和香草，讓這份香辣堡更添美味。

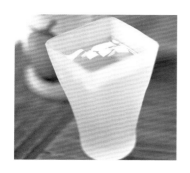

精製藜麥	115公克
椰子水	350毫升
椰子油	30毫升
中型洋蔥（切碎）	1顆
芹菜（切碎）	1根
大蒜（切碎）	2顆
墨西哥辣椒（切碎）	6根
紅或綠色辣椒（切碎）	1根
中型胡蘿蔔（去皮磨碎）	2根
烘焙花生	75公克
萊姆果皮和果汁	1顆
香菜（切碎）	15公克
罐頭黑豆（洗淨瀝乾水分）	400公克
椰子粉或中筋麵粉（塑型用）	15公克
鹽和現磨黑胡椒	適量
漢堡麵包、生菜葉、切片蕃茄和法式鮮奶油	

6人份

❶ 用椰子水煮藜麥15-17鐘，直到藜麥變軟。

❷ 在另一個鍋子中倒入15毫升的油加熱，然後加入洋蔥、芹菜、大蒜、墨西哥辣椒、辣椒和鹽與黑胡椒，用中火煮大約2-3分鐘，之後再加入胡蘿蔔煮3分鐘後關火，靜置一旁待涼。

❸ 將藜麥、花生、萊姆汁、萊姆皮和香菜放入食物處理器中攪拌，然後再加入蔬菜混合物❷、鹽和胡椒攪拌，直到完全融合。接下來將混合物取出做成六個漢堡餡，過程中視情況加一些麵粉。

❹ 將剩下15毫升的油倒入熱鍋煎漢堡，同時視情況再加油，煎的過程中要將漢堡翻面，煎好後將漢堡與生菜、蕃茄和法式鮮奶油夾入對切的漢堡麵包中即可食用。

營養資訊：熱量251大卡；蛋白質12.3公克；碳水化合物27.6公克，糖8.8公克；脂肪10.9公克，飽和脂肪4.5公克；膽固醇0毫克；鈣50毫克；纖維4.8公克；鈉154毫克。

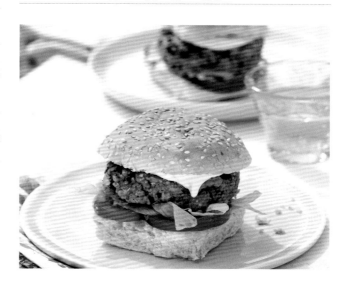

南瓜大蔥椰子大麥煨飯

這道料理比較像是由大麥和椰子水料理而成的燴飯，而不是經典的煨飯。甜韭菜和烤南瓜與大麥這種樸實的穀物簡直就是絕配。

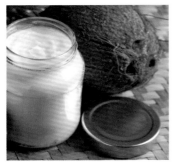

精製大麥	200公克
南瓜（去皮去籽切成塊狀）	1顆
百里香	10公克
椰子油	60毫升
大蔥（斜切成等分厚度）	4根
大蒜（切碎）	2顆
黑色圓頭蘑菇（切片）	175公克
胡蘿蔔（磨碎）	2根
椰子水	120毫升
新鮮荷蘭芹葉（切碎）	30公克
烘烤過的南瓜籽或核桃（切碎）	45公克
現磨黑胡椒	少許

4人份

營養資訊：熱量499大卡；蛋白質14.4公克；碳水化合物73.3公克，糖20.1公克；脂肪18.6公克，飽和脂肪10.7公克；膽固醇0毫克；鈣204毫克；纖維14.7公克；鈉107毫克。

❶ 大麥洗淨加水燜煮，鍋蓋半開，大約煮35-45分鐘，直到大麥變軟後過濾掉水。烤箱預熱至200℃。

❷ 將南瓜放入烤盤，加入一半的百里香和現磨黑胡椒調味。融化30毫升椰子油滴在南瓜上，使南瓜上油，烘烤大約30分鐘直到南瓜變軟。

❸ 將剩下的椰子油用鍋子加熱，放入大蔥和大蒜爆香炒5分鐘後，加入蘑菇和剩下的百里香，拌炒至蘑菇內的水分蒸發慢慢變乾。

❹ 加入胡蘿蔔拌炒大約2分鐘後，倒入大麥和大部份椰子水與調味料，用小火燜煮，鍋蓋不要全蓋留一點縫隙，大約燜煮5分鐘，如果大麥太乾，可以再加入剩餘的椰子水。

❺ 最後拌入南瓜和荷蘭芹，依個人口味調味，再灑上南瓜籽或核桃即可食用。

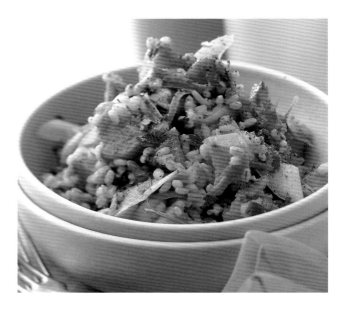

椰子鷹嘴豆燴飯

這道色彩豐富的燴飯取材自印度香米（basmati）與椰子水燜煮，再加上肉桂、小豆蔻和丁香調味，並且結合鷹嘴豆與新鮮香菜及薄荷。

印度香米	225公克
椰子油	45毫升
洋蔥（切絲）	1大顆
肉桂棒	2.5公分
綠色小豆蔻莢（稍微拍打一下）	6個
丁香粒	6顆
黑胡椒粒	10-12顆
香菜（切碎）	5公克
小茴香粉	2.5公克
辣椒粉	2.5公克
薑黃粉	2.5公克
蕃茄（切碎）	2顆
罐頭鷹嘴豆（洗淨瀝乾水分）	400公克
鹽	5公克或適量
椰子水	350毫升
新鮮香菜（切碎）	30公克
新鮮薄荷葉（切碎）	15公克
小黃瓜優格或蔬菜咖哩	

6人份

烹調小秘訣：

豆類如鷹嘴豆的升糖指數（GI）低，所以釋放能量進入血液的速度較為緩慢，這有助於控制飢餓感和食慾。

營養資訊：熱量279大卡；蛋白質9公克；碳水化合物43.6公克，糖6.9公克；脂肪7.8公克，飽和脂肪5公克；膽固醇0毫克；鈣63毫克；纖維5.6公克；鈉263毫克。

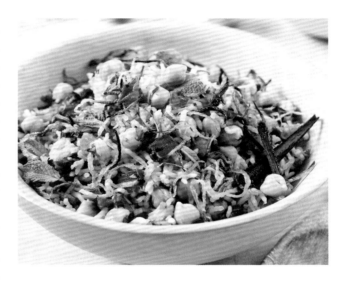

❶ 將印度香米洗淨，過程中多換幾次水。洗好後放入鍋中泡20分鐘，水量要高過印度香米。

❷ 用中低溫在大鍋中將椰子油融化，加入洋蔥炒炸6分鐘，直到洋蔥呈棕色，過程中要不停攪拌。將洋蔥從鍋中撈起備用，盡量將椰子油留在鍋裡。

❸ 接著將肉桂、小豆蔻、丁香和黑胡椒放入鍋中拌炒30秒後，加入香菜、小茴香、辣椒粉和薑黃。

❹ 約煮1分鐘後，加入蕃茄、鷹嘴豆、米和鹽，然後再加入椰子水與200毫升的熱開水繼續煮至沸騰，先不要蓋鍋蓋，持續滾煮大約2分鐘，之後蓋上鍋蓋用小火燜煮10分鐘後關火，靜置15分鐘。

❺ 加入新鮮香菜和薄荷葉，用叉子翻動米飯。將煨飯裝盤，用炒炸洋蔥裝飾，搭配小黃瓜優格或蔬菜咖哩即可食用。

藜麥椰子咖哩大餅

來自南美洲營養豐富的藜麥，是取代米類的最佳穀物。這份食譜結合椰子水、扁豆、花椰菜、胡蘿蔔、菠菜和蕃茄，成為一道超級健康的美食，其中醃漬萊姆更加突顯咖哩的辣勁，大餅則是由全麥和藜麥麵粉揉成，並且透過平底鍋煎烤而成。

椰子油	15毫升
洋蔥（切碎）	1小顆
大蒜去皮（切碎）	1顆
印度綜合辛香料（garam masala）	15公克
花椰菜（分成小朵花）	115公克
中型胡蘿蔔（去皮切小塊）	1根
精製藜麥	125公克
紅扁豆	150公克
椰子水	475毫升
沸騰的水	250毫升
罐頭蕃茄（切碎）	400公克
蕃茄醬	15毫升
菠菜（洗淨切細絲）	115公克
香菜切碎（保留一些裝飾用）	15公克
醃漬萊姆	30公克
鹽和現磨黑胡椒	少許
切丁萊姆塊和醃漬萊姆	適量

大餅

綜合種籽類（例如南瓜籽、葵花籽和芥子等）	30公克
全麥麵粉	175公克
藜麥麵粉	175公克
泡打粉	7.5公克
小茴香粉	10公克
鹽	2.5公克
椰子油	30毫升
椰子水（室溫）	175毫升
椰子油（煎炒用）	適量

4人份

❶ 揉大餅麵團。將種籽類置於烤盤或煎鍋烘烤約5分鐘。

❷ 將種籽類、麵粉、泡打粉、小茴香粉和鹽在大碗中混合，加入椰子油和足量的水，揉成表面光滑的麵團，或許無需用完所有的椰子水。揉好後，用乾淨的毛巾覆蓋，靜置一旁備用。

❸ 製作咖哩：用大鍋開中火熱油，加入洋蔥、大蒜和印度香料粉，大約拌炒幾分鐘，直到香氣釋放出來後，加入花椰菜和胡蘿蔔拌炒3-4分鐘，直到蔬菜變軟。

❹ 加入藜麥、扁豆、椰子水、沸騰的水、碎蕃茄和蕃茄醬，將食材煮開關小火，燜煮約15分鐘，直到藜麥和扁豆煮熟。拌入菠菜、香菜和醃漬萊姆再煮2分鐘。

❺ 同時間，將麵團分成兩半，擀成薄麵餅（約5毫米厚度）。開中火用平底鍋將椰子油加熱後，放上大餅煎烤3-4分鐘，直到表面開始浮現氣泡。

❻ 用抹刀將大餅翻面再烤2-3分鐘，直到這面也開始浮現氣泡。將大餅取出後，切丁或長條形放在盤子上用乾淨的毛巾覆蓋保溫，再次以同樣的方法烘烤剩下的麵團。

❼ 試一下咖哩的味道，看看是否需要調味，然後用碗將咖哩分成四份，裝飾香菜和醃漬萊姆，搭配大餅即可食用。

營養資訊： 熱量845大卡；蛋白質43.8公克；碳水化合物132.8公克，糖11.8公克；脂肪19.1公克，飽和脂肪8.5公克；膽固醇0毫克；鈣235毫克；纖維15.1公克；鈉636毫克。

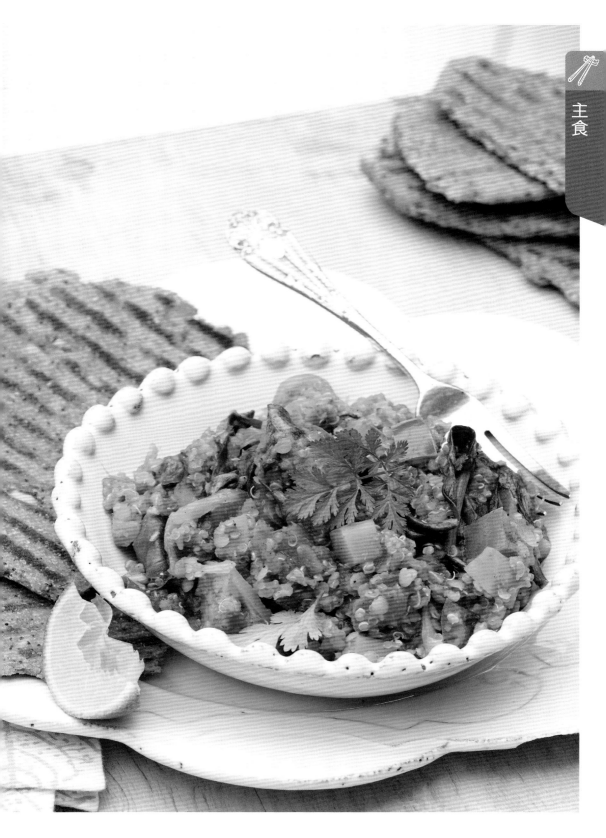

椰子醃漬生鮪魚片

這些鮪魚僅用美味的日式混合物「烹調」5分鐘而已，其中盡可能選用最新鮮的鮪魚。

新鮮鮪魚（去皮）	150公克
芥末醬	10公克
椰子醬油或大豆醬油	30毫升
青蔥（切碎只取綠色部份）	4根
新鮮椰絲裝飾用（參考24頁）	50公克

2人份

❶ 用銳利的刀子將鮪魚切成2公分大小的塊狀。食用前5-10分鐘再將芥末和椰子醬油或大豆醬油放入碗中混合，然後加入鮪魚與青蔥。

❷ 將鮪魚在醬汁中浸泡5分鐘後，分成兩盤，用椰絲裝飾即可食用。

營養資訊：熱量198大卡；蛋白質19.2公克；碳水化合物2.2公克，糖2.1公克；脂肪12.6公克，飽和脂肪8.8公克；膽固醇21毫克；鈣25毫克；纖維2.9公克；鈉575毫克。

椰子醋蟹肉

白色蟹肉含有豐富的蛋白質，搭配這道亞洲風味的海鮮椰香沙拉更加美味。

甜椒（去籽）	半顆
鹽	適量
煮熟的白色蟹肉	115公克
椰子醋	10毫升
椰糖	2.5公克
椰子醬酒或大豆醬油	5毫升
小黃瓜	150公克

2人份

❶ 甜椒切成細絲，灑一點鹽後靜置15分鐘使甜椒變軟，之後洗淨瀝乾。

❷ 將蟹肉撕成細絲裝入碗中，加入甜椒混合後用保鮮膜覆蓋放入冰箱冷藏。

❸ 混合椰子醋、椰糖和椰子醬油或大豆醬油。

❹ 小黃瓜對切去籽，用細齒刨絲器將小黃瓜刨成細絲後，放入❸醋混合中。

❺ 將蟹肉用碗分成二份，每份各加上一半的小黃瓜即可食用。請儘快食用，以免小黃瓜變色。

營養資訊：熱量101大卡；蛋白質12.3公克；碳水化合物5.4公克，糖5.2公克；脂肪3.4公克，飽和脂肪0.5公克；膽固醇41毫克；鈣18毫克；纖維1.5公克；鈉424毫克。

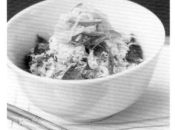

椰子生魚佐莎莎醬

你可以使用任何肥碩的魚來做這道南美料理，前提是魚一定要非常新鮮，其中椰子水可以為這道料理帶來甘甜的美味。

新鮮海魚片	
（去皮切成條狀）	225公克
萊姆汁	半顆
椰子水	60毫升
鹽	適量
新鮮紅辣椒（切碎）	1顆

莎莎醬

酪梨（去皮）	75公克
中型蕃茄（去皮去籽切塊）	2顆
椰子醋	15毫升
椰子油	7.5毫升
新鮮香菜葉	15公克

4人份

1 將魚肉裝在淺盤上，倒入萊姆汁和椰子水，將魚翻面，使其全部沾滿醬汁後，用保鮮膜包覆，置於冰箱冷藏一個小時。

2 之後灑上鹽和辣椒抹勻，再放入冷藏至少15-30分鐘。

3 沙沙醬：將酪梨切塊，與蕃茄、椰子醋和椰子油放入大碗中拌勻。

4 將沙沙醬分成四份擺盤，放入醃魚再加上香菜裝飾即可食用。

營養資訊：熱量108大卡；蛋白質11.8公克；碳水化合物1.8公克，糖2.4公克；脂肪6公克，飽和脂肪1.7公克；膽固醇45毫克；鈣78毫克；纖維1.9公克；鈉82毫克。

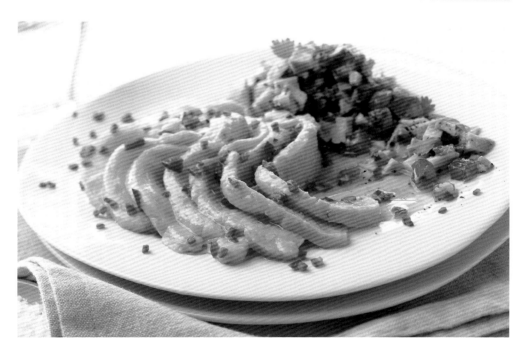

椰烤安鱇魚配馬鈴薯

安鱇魚的肉質紮實，這份食譜用新鮮香草來料理安鱇魚，並以紅酒增添其濕潤度，將魚肉裹上麵包屑以增加其酥脆的口感，而用椰子油烤馬鈴薯更是完美的配菜。

小圓馬鈴薯（切成塊狀）	1公斤
椰子油	75毫升
洋蔥（切寬絲）	2顆
大蒜	4顆
新鮮百里香	少許
新鮮月桂葉	2-3片
椰子水	295毫升
（分成250毫升／45毫升）	
蔬菜或魚高湯	200毫升
整塊安鱇魚尾（去皮）	900公克
白酒	30-45毫升
新鮮白麵包屑	50公克
新鮮荷蘭芹（切碎）	15公克
鹽和現磨黑胡椒	適量

4人份

烹調小秘訣：

這道料理可以搭配一些椰子蛋黃醬（參考第45頁），拌入一些檸檬或萊姆汁和果皮末。

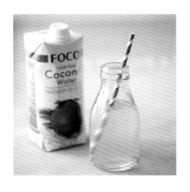

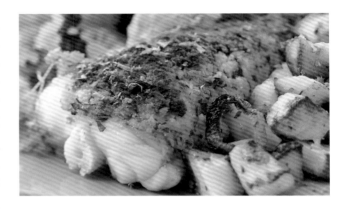

❶ 烤箱預熱至190℃。先將馬鈴薯放入耐熱用烤盤。30毫升椰子油放入煎鍋融化後，加入洋蔥拌炒5-6分鐘，之後再放入馬鈴薯烤盤裡。

❷ 切2-3顆大蒜片與百里香、月桂葉和調味料一起放入馬鈴薯烤盤。最後再將250毫升椰子水和高湯倒入烘烤50-60分鐘，過程中大約翻攪兩次，直到馬鈴薯變軟。

❸ 將安鱇魚片放在馬鈴薯上，再烘烤10-15分鐘。另45毫升的椰子水與白酒混合，在烘烤安鱇魚的過程中，分兩次淋在安鱇魚上。

❹ 把剩下的大蒜切碎。30毫升的椰子油融化，倒入麵包屑、大蒜末和部份荷蘭芹與調味料拌勻，之後用湯匙將麵包屑覆蓋在康鱇魚上，用湯匙背稍為壓一下。

❺ 最後將剩餘的15毫升椰子油淋在魚上，再烘烤10-15分鐘，直到麵包屑呈酥脆金黃色，且所有的液體已被食材吸收後，灑上荷蘭芹裝飾即可食用。

營養資訊：熱量537大卡；蛋白質46公克；碳水化合物54.5公克，糖9.3公克；脂肪15.9公克，飽和脂肪12.4公克；膽固醇119毫克；鈣82毫克；纖維5.7公克；鈉142毫克。

椰子檸檬辣鱈魚

這道料理是用椰子油拌炒檸檬和辣椒後再刷在鱈魚排上。烘烤鱈魚時，主要是烘烤魚皮那一面，所以魚肉仍保持其濕潤與柔軟度。

椰子油	30毫升
辣椒（碎片）	2.5公克
檸檬果皮末和果汁	1顆
鱈魚 4片（每片約重150公克）	
鹽和現磨黑胡椒	適量

4人份

烹調小秘訣：

這份食譜適合任何厚片白色魚排，例如黑線鱈，也非常適合體型大的魚類，例如鮭魚排。

❶ 椰子油倒入小煎鍋，加入辣椒碎片和檸檬末用小火炒1分鐘後關火，將這些油抹在魚排上，同時燒烤爐預熱至高溫。

❷ 魚排再刷上一次油，將魚皮面放在烤盤上烤4-5分鐘，直到魚皮呈酥脆，然後用抹刀小心翻面。

❸ 用椰子油再次刷魚排，並且將辣椒和檸檬汁灑在魚肉上，視情況調味。

❹ 魚排再烤2-3分鐘，或直到魚肉呈不透明狀（可用尖刀刺刺看，肉熟了魚肉應呈片狀）。烤好後，灑上檸檬汁即可食用。

營養資訊：熱量64大卡；蛋白質2.8公克；碳水化合物0.2公克，糖0.2公克；脂肪5.8公克，飽和脂肪4.8公克；膽固醇3毫克；鈣3毫克；纖維0公克；鈉15毫克。

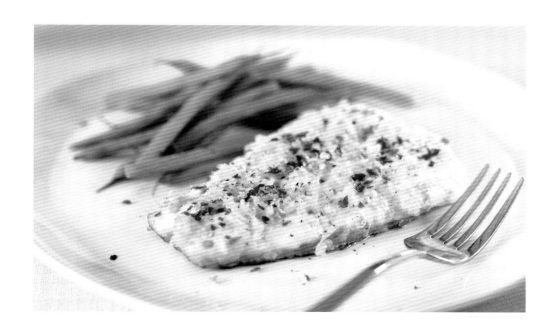

椰奶辣鮮魚

南印度海岸線地區有大量的魚類和椰子樹,所以當地有許多類似這種料理,名為「Meen Molee」(椰燒辣魚)。台灣鯛是一種白色肉質紮實的魚,或者你也可以使用安鱇魚、鰈魚或鱈魚來做這道料理。

台灣鯛魚片	675公克
檸檬汁	30毫升
鹽	5公克或適量
椰子水	15毫升
洋蔥(切碎)	1大顆
薑末	10公克
大蒜末	5公克
新鮮綠色辣椒(切碎如果喜歡,可以留籽)	2根
辣椒粉	2.5公克
薑黃粉	2.5公克
椰奶	400毫升
濃縮椰漿塊切碎或椰漿45毫升	
煮熟的印度香米或長米(參考烹調小秘訣)	

4人份

① 將魚肉切成5公分大小塊狀放在盤子上,抹上一半檸檬汁和鹽稍為醃一下備用。

② 用中火熱油,加入洋蔥拌炒5-6分鐘,直到洋蔥變軟就好,不要變成棕色。加入薑、大蒜和綠色辣椒,再煮5-6分鐘,直到略呈金黃色。

③ 加入辣椒粉和薑黃粉煮30秒後,倒入椰奶和濃縮椰漿或椰漿,加入剩下的鹽和檸檬汁,過程中要不斷攪拌,直到椰漿融化。

④ 加入魚肉,燜煮7分鐘直到湯汁變濃稠,搭配一些白飯即可食用。

營養資訊:熱量272大卡;蛋白質31.5公克;碳水化合物6.7公克,糖6.2公克;脂肪13.4公克,飽和脂肪9.8公克;膽固醇0毫克;鈣237毫克;纖維0.2公克;鈉203毫克。

烹調小秘訣:

烹調印度香米前,可以先讓香米充分吸收部份高湯和椰子水,以增添其風味。將米放入附有密閉蓋的大平底鍋中,倒入兩倍米量的水用小火煮開後,蓋上鍋蓋燜煮8分鐘。煮好後關火不要掀蓋,讓餘溫繼續燜煮米飯大約10分鐘。過程中不要打開蓋子,以免影響米飯的熟度。

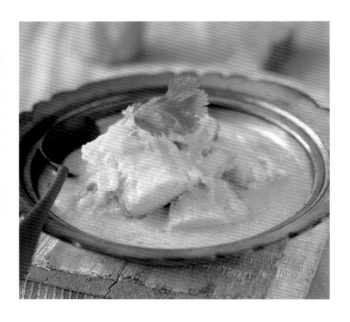

蟹肉椰香豆腐

這份簡單清淡的料理為兩人份，不過如果需要，你只要加倍分量即可。罐裝蟹肉是好用的備材，但是如果你喜歡，你也可以使用新鮮的蟹肉。蟹肉豆腐可以搭配雞蛋細麵或椰香飯（參考第116頁）一起食用。

絹豆腐	200公克
椰子油	30毫升
大蒜（切碎）	2顆
玉米筍（切半）	100公克
青蔥（切碎）	2根
新鮮辣椒（去籽切碎）	1顆
罐頭蟹肉	115公克
椰子醬油或大豆醬油	30毫升
泰式魚露	15毫升
椰糖或紅糖	5公克
萊姆汁	1顆
椰子水	30毫升
切丁萊姆塊和雞蛋細麵或椰香米（參考第116頁）	

2人份

烹調小秘訣：

絹豆腐又名為日式豆腐，其口感比一般傳統豆腐柔軟，烹調時可能會散掉，所以要小心攪拌。

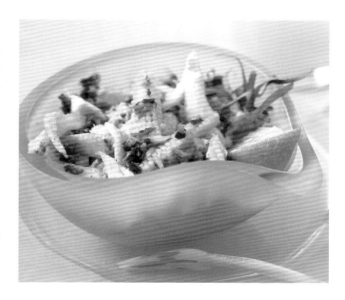

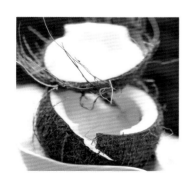

❶ 豆腐瀝乾切成1公分大小塊狀。用大平底鍋熱椰子油後，放入豆腐煎至金黃色，先將豆腐取出備用，儘量將油留在鍋中。

❷ 加入大蒜拌炒幾秒鐘，直到大蒜開始變色。加入玉米筍、青蔥和辣椒拌炒1-2分鐘，直到蔬菜變軟。

❸ 將豆腐再放入鍋中，加入蟹肉、椰子醬油或大豆醬油、魚露、椰糖、萊姆和椰子水。

❹ 拌炒大約1分鐘，直到蟹肉和豆腐變熱，醬汁變濃稠。搭配切丁萊姆和麵或飯即可食用。

營養資訊：熱量273大卡；蛋白質10公克；碳水化合物40公克，糖15公克；脂肪8公克，飽和脂肪4公克；膽固醇19毫克；鈣209毫克；纖維4公克；鈉70毫克。

椰香辣飯

這是西班牙著名的燉飯依每個地區不同，各有其獨特的配方。這份用椰子水燉飯的食譜，讓海鮮和大量蔬菜的味道更加融合。

去皮去骨雞胸肉
（切成一口大小）　　　　2大份
洗淨的烏賊（切成環狀）150公克
生大蝦去殼　　　　　8-10隻
鱈魚排
（去皮切成一口大小）　325公克
干貝（洗淨對切）　　　　8個
生淡菜（洗淨並丟棄那些
輕敲不開的淡菜）　　350公克
椰子油　　　　　　　30毫升
青蔥（切成條狀）　　　　1把
小櫛瓜（切成條狀）　　　2條
甜椒（切成條狀）　　　　1顆
長米（洗淨）　　　　250公克
雞肉高湯　　　　　　150毫升
椰子水　　　　　　　250毫升
義式純蕃茄汁（tomato puree）
　　　　　　　　　　250毫升
現磨黑胡椒　　　　　　適量
香菜和切丁檸檬塊（裝飾用）

醃醬

新鮮紅辣椒（去籽）　　　2根
香菜　　　　　　　　　　1把
小茴香粉　　　　　　　10公克
辣椒粉　　　　　　　　15公克
大蒜　　　　　　　　　　2顆
融化椰子油　　　　　　60毫升
檸檬汁　　　　　　　　　1顆

6人份

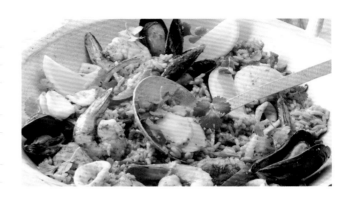

❶ 將所有醃醬材料用食物處理器攪拌。將雞胸塊和海鮮類（淡菜除外）個別放入不同的碗中，然後倒入醃醬浸漬1個小時。

❷ 取出雞肉和魚類瀝乾，保留醃醬。用大鍋熱油煎雞肉，直到呈淡棕色後，加入青蔥拌炒1分鐘，然後放入櫛瓜與甜椒炒3-4分鐘，直到蔬菜微軟後，將所有材料取出備用，將雞肉和蔬菜置於不同的盤子上。

❸ 將所有醃醬倒入鍋中煮1分鐘後，加入長米拌炒1分鐘，然後倒入高湯、椰子水、蕃茄泥和剛炒好的雞肉攪拌，直到水沸騰後轉小火，蓋上鍋蓋燜煮大約15-20分鐘，直到所有長米變軟。

❹ 將剛炒好的蔬菜和所有的海鮮類（包括淡菜）放在長米的上面，蓋上鍋蓋用小火再燜煮10-12分鐘，直到魚肉煮熟淡菜全開，丟棄任何煮後沒打開的淡菜。上桌前再加上切丁檸檬片和香菜裝飾即可。

營養資訊：熱量411大卡；蛋白質46.5公克；碳水化合物40公克，糖6.9公克；脂肪7.2公克，飽和脂肪3.9公克；膽固醇212毫克；鈣99毫克；纖維3.1公克；鈉575毫克。

火腿椰香雞

完美的夏日宴客佳餚,這份料理烹調時間快速,口味清淡,可以搭配椰子油烤馬鈴薯與清蒸蔬菜或一份沙拉。

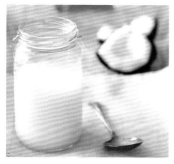

去皮去骨雞胸肉	4片
山豬火腿	4片
椰子油	60毫升
酸豆(切碎)	30公克
新鮮百里香葉	30公克
檸檬(切成八份圓片)	1大顆
新鮮小枝百里香	少許
鹽和現磨黑胡椒	適量

水煮小馬鈴薯拌椰子油與清蒸蔬菜或1顆蕃茄、甜椒和橄欖沙拉(配菜)

4人份

烹調小秘訣:

為了使椰子油和香草混合物成形分成四份,你可以在混合酸豆、百里香和調味料前,先將椰子油放入冰箱冷藏30分鐘使它凝固。

❶ 烤箱預熱至200℃。每片雞胸肉用透明薄膜包好,用擀麵棒將肉片拍平後,放入大烤盤上,同時在每片雞胸肉上放一片火腿。

❷ 混合椰子油、酸豆、百里香和調味料,並且分成四等分塊狀,放在每片火腿肉上。

❸ 在椰子油上放二片檸檬片,並且灑上百里香小枝,烘烤25公鐘直到雞肉熟透。

❹ 將雞肉放在溫熱的大盤上滴上椰子油。

❺ 配上水煮小馬鈴薯拌椰子油和清蒸蔬菜或蕃茄沙拉即可食用。如果喜歡,你還可以切檸檬片備用。

營養資訊:熱量307大卡;蛋白質41.1公克;碳水化合物1.5公克,糖0公克;脂肪15.1公克,飽和脂肪10.8公克;膽固醇105毫克;鈣71毫克;纖維0公克;鈉442毫克。

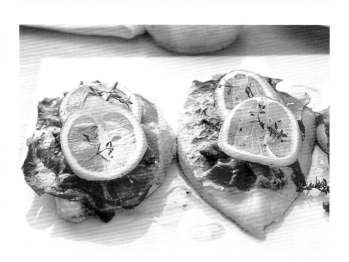

豌豆椰香雞肉

「Koresh」是傳統的波斯料理，通常取材自羊肉。這份食譜則改為較清淡的版本，以椰子水、雞肉和更多的蔬菜來烹調。

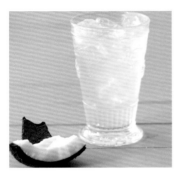

豌豆（split peas）	50公克
椰子油	60毫升
洋蔥（切碎）	1大顆或2小顆
去骨雞腿肉	500公克
雞高湯	300毫升
椰子水	200毫升
薑黃粉	5公克
肉桂粉	2.5公克
肉荳蔻	1.25公克
茄子（切塊狀）	2根
熟小蕃茄（切丁）	8-10顆
大蒜（磨碎）	2顆
新鮮薄荷葉（切碎）（預留一些整片葉子裝飾用）	45公克
鹽和現磨黑胡椒	適量
熟飯	適量

4人份

變化版：

你可以使用400公克罐頭蕃茄切碎取代新鮮蕃茄，使用等量的蕃茄汁取代高湯。

❶ 豌豆放入碗中，倒入冷水浸泡大約4個小時後瀝乾。

❷ 用平底鍋熱椰子油，加入三分之二洋蔥拌炒大約5分鐘後，加入雞肉煎煮兩面呈金黃色。

❸ 將豌豆加入雞肉中，倒入高湯、椰子水、薑黃、肉桂和肉荳蔻，用文火燜煮大約40分鐘，直到豌豆變軟。

❹ 用另一個鍋子熱椰子油，加入茄子和剩下的洋蔥，煮至淡棕色後，加入蕃茄、大蒜和薄荷，然後調味。

❺ 食用前，將茄子混合物加入雞肉和豌豆中，再搭配煮好的飯與新鮮薄荷裝飾即可食用。

營養資訊：熱量368大卡；蛋白質34.3公克；碳水化合物22.1公克，糖14.9公克；脂肪16.5公克，飽和脂肪10.9公克；膽固醇131毫克；鈣91毫克；纖維9.2公克；鈉264毫克。

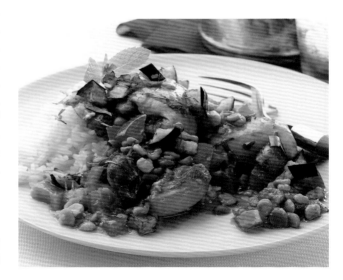

椰子雞波亞尼（燉飯biryani）

這道料理中，咖哩和米飯是分開煮，先用椰子水煮後再放入烤箱烘烤完成，適合作為家庭晚餐或輕鬆晚宴的主食。

綠色小荳蔻莢	10個
印度香米（洗淨浸泡）	275公克
鹽	2.5公克
丁香粒	2-3顆
肉桂棒	5公分
椰子油	45毫升
洋蔥（切絲）	3顆
去骨雞腿	4份
丁香粉	1.25公克
辣椒粉	1.25公克
小茴香粉	5公克
香菜粉	5公克
現磨黑胡椒	2.5公克
大蒜（切碎）	3顆
薑（切碎）	5公克
檸檬汁	1顆
蕃茄（切片）	4顆
新鮮香菜（切碎）	30公克
原味優格（加一些備用）	150毫升
番紅花絲（浸泡於10毫升熱牛奶）	4-5根
椰子水	150毫升
烘焙杏仁片和新鮮香菜葉（裝飾用）	

4人份

烹調小秘訣：

小黃瓜雷塔醬：將半根黃瓜磨碎，倒入濾篩器，灑一點鹽靜置5分鐘。將小黃瓜汁擠出後，倒入150毫升原味優格和45毫升椰奶混合均勻即可。

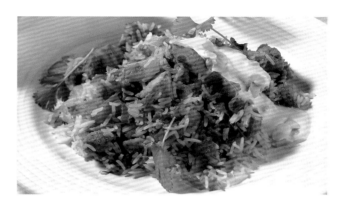

❶ 烤箱預熱至190℃。將一半小荳蔻莢裡的種籽拿出磨碎備用。

❷ 將水煮開，加入米、鹽、其餘完整小荳蔻莢、丁香粒和肉桂棒，大約煮2分鐘後將水瀝出，把香料和米飯先放在一起。

❸ 用平底鍋熱油拌炒洋蔥8分鐘，直到洋蔥變軟呈棕色。加入雞肉和丁香粉、辣椒粉、小茴香粉、香菜粉、黑胡椒和剛磨好的小荳蔻粉攪拌均勻，之後放入大蒜、薑和檸檬汁拌炒5分鐘。

❹ 將雞肉混合物放入沙鍋，然後放上蕃茄，接下來是香菜，之後是優格，最後放入瀝乾的米，並且淋上泡過番紅花的牛奶，然後倒入椰子水，蓋上鍋蓋，烘烤1個小時左右。

❺ 將煮好的飯放在溫熱的盤上，並且拿掉所有的完整香料，加上烘焙杏仁片和香菜葉裝飾，再配一點優格即可食用。

營養資訊：熱量562大卡；蛋白質33.4公克；碳水化合物80.3公克，糖22公克；脂肪13.6公克，飽和脂肪8.4公克；膽固醇106毫克；鈣212毫克；纖維6.9公克；鈉236毫克。

椰香鴨炒麵

去除鴨胸的皮和脂肪，可以大大降低這份料理的脂肪含量，而鴨胸的脂肪含量只比雞肉多一點而已。用椰子油清炒蔬菜和炒麵本身就是一道主食，非常適合作為宴客的料理。

新鮮芝麻麵	250公克
椰子油	30毫升
鴨胸肉（去皮切薄片）	2份
青蔥（切成條狀）	3根
芹菜（切成條狀）	2根
新鮮鳳梨（去皮去核切條狀）	1顆
混合蔬菜（例如胡蘿蔔、甜椒、豆芽菜和甘藍）（切絲或切成條狀）	300公克
梅子醬	90毫升

4人份

[烹調小秘訣：]

超市或亞洲市場有銷售芝麻麵，如果買不到，你可以使用新鮮的雞蛋麵代替。依包裝上的指示煮麵，如果想增添一些風味，你可以在煮麵的水中加一點椰子油。

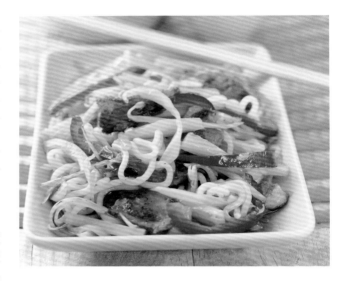

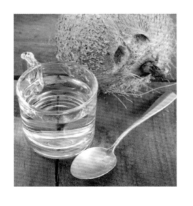

❶ 用沸水將麵煮3分鐘或根據包裝上的說明。煮好後瀝乾備用。

❷ 鍋子預熱，將鴨肉煎炒2分鐘直到呈淡棕色後，取出鴨肉備用，並且儘量將油留在鍋中。

❸ 將青蔥和芹菜放入鍋中拌炒2分鐘後取出備用，再放入鳳梨與混合蔬菜炒2分鐘。

❹ 將煮好的麵和梅子醬加入鍋中拌炒，之後放入鴨肉、青蔥和芹菜混合物再拌炒2鐘，或直到所有蔬菜和鴨肉煮熟後裝盤即可食用。

營養資訊：熱量509大卡；蛋白質22.7公克；碳水化合物76.7公克，糖30公克；脂肪14.6公克，飽和脂肪6.1公克；膽固醇69毫克；鈣101毫克；纖維8.9公克；鈉661毫克。

糖醋椰子豬

蔬菜與水果的鮮甜和色彩鮮明與清翠的口感，再配上椰子油炒拌豬肉，讓這道料理色香味俱全，可以搭配一般的雞蛋麵或椰香米（參考第116頁）一起食用。

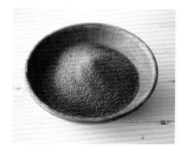

豬瘦肉	350公克
椰子油	30毫升
大蒜（切片）	4顆
洋蔥（切絲）	1小顆
泰式魚露	30毫升
椰糖	15公克
現磨黑胡椒	適量
紅甜椒（去籽切片）	1顆
小黃瓜（去籽切成薄片）	半條
蕃茄（切丁）	2顆
新鮮鳳梨（切成小塊）	115公克
青蔥（切成短條狀）	2根
新鮮香菜（裝飾用）	

4人份

變化版：

這份食譜也可用羊排取代豬肉，味道一樣美味。過程中只要煎1分鐘即可，因為料理羊肉的時間比豬肉短。

❶ 將豬肉切成薄片，若覺得難切可以先將肉冷凍30分鐘。

❷ 用大平底鍋熱油後加入大蒜以中火爆香，待大蒜呈現金黃色時加入豬肉拌炒4-5分鐘，最後加入洋蔥絲翻炒。

❸ 以魚露、糖以及現磨黑胡椒調味，在火上翻炒至少3-4分鐘。

❹ 拌入甜椒、小黃瓜、番茄丁、鳳梨塊以及青蔥條。持續拌炒3-4分鐘以上最後以湯瓢分裝到碗中，點綴上一點香菜即可上桌。

營養資訊：熱量219大卡；蛋白質20.7公克；碳水化合物14公克，糖12.9公克；脂肪9.4公克，飽和脂肪6公克；膽固醇55毫克；鈣36毫克；纖維2.5公克；鈉594毫克。

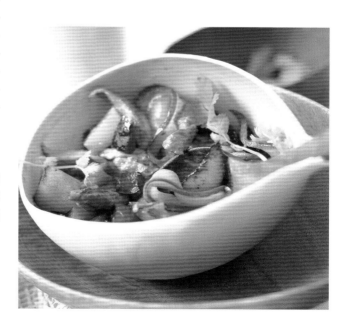

椰鑲豬肉

甜甜富有口感的乾果，例如李子特別適合搭配豬肉和椰子水與椰子油。如果你想做一些變化，你可以用杏桃乾或無花果浸泡蘋果汁取代，再加上一些碎核桃。

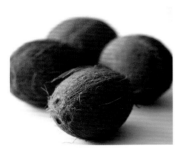

椰子油	30毫升
紅蔥頭切碎	1顆
芹菜切碎	1根
柳橙皮磨碎	半顆
去籽蜜棗切碎	115公克
新鮮麵包屑	25公克
新鮮荷蘭芹切碎	30公克
肉荳蔻	1小把
豬里肌　　兩份（每份225公克）	
帕爾瑪火腿 或煙燻五香火腿	6片
不甜白酒	75毫升
椰子水	75毫升
鹽和現磨黑胡椒	適量
根莖類蔬菜泥和燙白菜（配菜）	

4人份

烹調小秘訣：

果汁煮成醬汁：將果汁倒入鍋中用文火煮沸3-4分鐘，直到收汁後，加入椰漿攪拌，然後調味即可。

❶ 烤箱預熱至180℃。將15毫升椰子油倒入鍋中加熱後，倒入紅蔥和芹菜拌炒直到變軟，取出裝入碗中，加入柳橙皮、蜜棗、麵包屑、荷蘭芹、肉荳蔻和調味料拌勻，靜置一旁待涼。

❷ 去掉豬肉上的肥油後，用刀子平切豬肉至四分之三處不要全部切斷，然後將肉片打開，用透明膜包覆好，再用擀麵棒拍打至肉片厚度大約5毫米。

❸ 將三片火腿平鋪在盤子上，把其中一片豬肉放在火腿上，另一份作法也一樣。之後將蜜棗和麵包屑放在豬肉片中間，然後將豬肉片捲起來，把填料包覆其中。

❹ 用火腿片將豬肉片包好後，拿1-2根牙籤固定，同時將另一份豬肉片也固定好。

❺ 用乾淨的鍋子熱椰子油，先將豬肉煎至棕色。注意，在還未將豬肉放入烤盤前，不要拔掉牙籤。

❻ 將白酒和椰子水倒入平底鍋煮至沸騰後淋在豬肉上，蓋上蓋子，放入預熱的烤箱烤大約35-40分鐘直到豬肉全熟肉質變軟。

❼ 烤好的豬肉從烤箱取出靜置5分鐘，然後拔掉牙籤切片。將切好的豬肉片淋上其中的醬汁，配上根莖蔬菜泥和燙白菜即可食用。

營養資訊：熱量324大卡；蛋白質33.5公克；碳水化合物15.1公克，糖11.5公克；脂肪13.5公克，飽和脂肪7.4公克；膽固醇71毫克；鈣49毫克；纖維3.7公克；鈉681毫克。

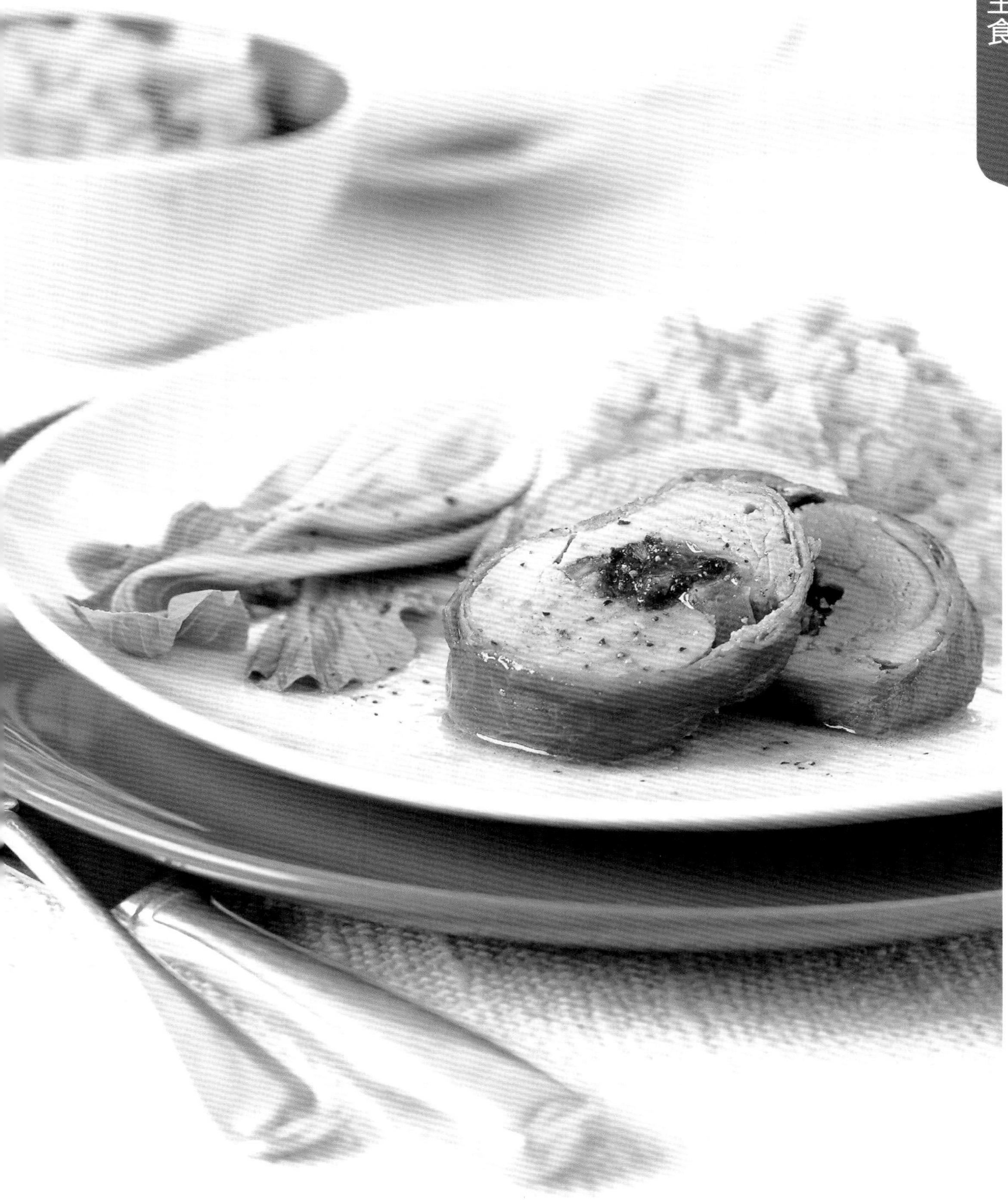

椰香阿豆波滷雞肉與滷豬肉

源自墨西哥，但「adobo」阿豆波滷肉卻成為菲律賓的國菜，可以用雞肉「adobong manok」、豬肉「adobong baboy」或兩者一起料理。

椰子油	30毫升
大蒜（整顆拍碎）	6-8顆
薑（切成細條狀）	50公克
青蔥（切成2.5公分小塊）	6根
黑胡椒粗粒	5-10公克
椰糖	30公克
雞腿或雞腿與棒棒腿	8-10隻
豬里肌（切成小塊）	350公克
椰子醋	150毫升
椰子醬油或大豆醬油	30毫升
雞高湯	150毫升
椰子水	150毫升
月桂葉	2-3片
鹽	適量
煮好的白飯和炒鮮蔬（配菜）	

4-6人份

烹調小秘訣：

椰子醋是菲律賓非常普遍著名的食材，廣泛應用在料理中。曾經被用來做為延長食物效期的一種成分，其特有的酸味已成為該國料理的特色。

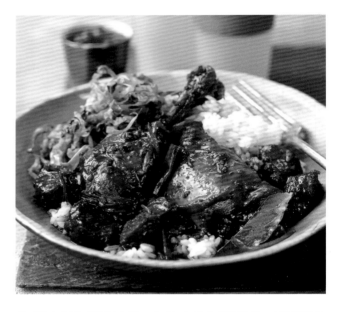

❶ 用大鍋熱椰子油後，加入大蒜和薑爆香，等到顏色開始變後，加入青蔥、黑胡椒與椰糖。

❷ 之後加入雞肉和豬肉拌炒，直到顏色開始轉變。

❸ 倒入醋、椰子醬油或大豆醬油、雞高湯和椰子水，並且加入肉桂葉煮沸後關小火，蓋上鍋蓋燜煮約1個小時，直到肉質變軟湯汁減少。

❹ 用鹽調味，搭配清炒鮮蔬和白飯，淋上其中的醬汁即可食用。

營養資訊：熱量397大卡；蛋白質50.1公克；碳水化合物7.3公克，糖8.2公克；脂肪18.8公克，飽和脂肪7.6公克；膽固醇234毫克；鈣35毫克；纖維1公克；鈉617毫克。

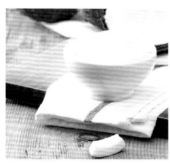

椰子五香蕃茄辣羊肉

選用瘦嫩羊腿肉來做這道微辣咖理，還搭配椰子油、蕃茄、紅色甜椒與洋蔥塊一起料理。

瘦羊肉（去骨切塊）	1.5公斤
原味優格	250毫升
椰子油	30毫升
洋蔥	3顆
紅甜椒（去籽切塊）	2顆
大蒜（切碎）	3顆
新鮮紅辣椒（去籽切碎）	1根
薑（去皮切碎）	2.5公分
中辣咖哩醬	30毫升
罐頭碎蕃茄 2罐（每罐400公克）	
鹽和現磨黑胡椒	適量
番紅花	1大把
熟蕃茄（對切去籽切成小塊）	800公克
新鮮香菜（切碎）（裝飾用）	
溫熱印度烙餅、烤餅或薄餅	

6人份

① 用碗將羊肉和優格混合，蓋上蓋子冷藏一個小時入味。將椰子油倒入大鍋中加熱後，瀝乾羊肉保留優格，分批將羊肉兩面煎至金黃色後，從鍋中取出備用。

② 將兩顆洋蔥切丁放入原來的鍋中拌炒10分鐘，直到洋蔥開始變色，加入甜椒再煮5分鐘後取出備用。

③ 將最後一顆洋蔥切塊，與大蒜、辣椒和薑放入鍋中拌炒，直到蔬菜變軟。將醃羊肉剩下的醬汁與咖哩醬和罐頭蕃茄倒入攪拌，然後放入羊肉並且調味，煮到沸騰後轉小火燜煮約30分鐘。

④ 將番紅花用研磨缽搗成粉，加入一點沸騰的水攪拌使其融化。之後再加入咖哩鍋中，然後放入洋蔥和甜椒混合物與新鮮的蕃茄，再次用文火燜煮15分鐘，搭配溫熱麵包與香菜裝飾即可食用。

營養資訊：熱量587大卡；蛋白質57.5公克；碳水化合物24.2公克，糖22.5公克；脂肪29.6公克，飽和脂肪14.5公克；膽固醇194毫克；鈣164毫克；纖維7.1公克；鈉435毫克

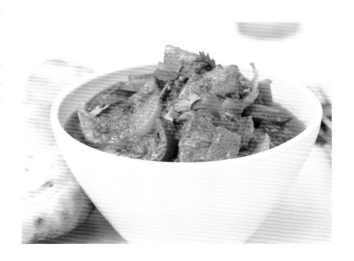

馬德拉斯牛肉咖哩椰香飯

辣椒是香辣馬德拉斯（Madras）咖哩不可缺少的材料，在經過長時間慢火燜煮的過程，其風味與其他食材融合，搭配椰子蔬菜飯更是人間美味。

椰子油	60毫升
燉牛肉（切成一口大小）	675公克
洋蔥（切碎）	1顆
綠色小荳蔻莢	3個
新鮮青辣椒（去籽切碎）	2根
薑（磨碎）	2.5公分
大蒜（磨碎）	2顆
馬德拉斯咖哩醬（清奈）	15公克
小茴香末	10公克
香菜粉	7.5公克
濃郁牛肉高湯	75毫升
椰子水	75毫升
椰醬或原味優格（自選備用）	

椰香飯

印度香米（basmati rice）	225公克
椰子油	15毫升
奶油	25公克
洋蔥	1顆
大蒜（拍碎）	1顆
小茴香粉	5公克
香菜粉	2.5公克
綠色小荳蔻莢	4個
肉桂棒	1根
小顆紅色和綠色甜椒（去籽切小片）	各1顆
蔬菜高湯	150毫升
椰子水	150毫升

4人份

❶ 大鍋中熱椰子油後，放入牛肉拌炒，如果需要可分批炒，直到牛肉兩面呈棕色後取出備用。

❷ 再次用同樣的油鍋，加入洋蔥拌炒3-4分鐘直到洋蔥變軟後，放入小荳蔻莢炒1分鐘，然後放入辣椒、薑和大蒜拌炒2分鐘。

❸ 將咖哩醬、小茴香粉和香菜粉放入鍋中拌炒，之後加入煎好的牛肉，倒入高湯和椰子水煮至沸騰後關小火再燜煮1至1個半小時，直到牛肉變軟。

❹ 當咖哩快煮好的同時可以著手準備椰香飯。將印度香米放入大碗，倒入沸騰的水蓋滿米粒靜置10分鐘，然後瀝乾用冷水洗淨再瀝乾。

❺ 將椰子油和奶油放入耐熱過中加熱，放入洋蔥拌炒4-5分鐘，直到洋蔥變軟呈棕色。

❻ 拌入小茴香粉、小荳蔻莢和肉桂棒炒1分鐘後，加入甜椒，然後加入米攪拌均勻後，倒入高湯和椰子水。

❼ 米飯煮沸後關小火，繼續燜煮8-10分鐘直到米粒變軟收湯汁。

❽ 用湯匙盛米飯到小碗，淋上咖哩即可食用。如果你喜歡，你可以搭配一點椰漿或原味優格。

營養資訊：熱量575大卡；蛋白質44.2公克；碳水化合物49.9公克，糖4.6公克；脂肪23公克，飽和脂肪14.9公克；膽固醇98毫克；鈣82毫克；纖維1.7公克；鈉219毫克。

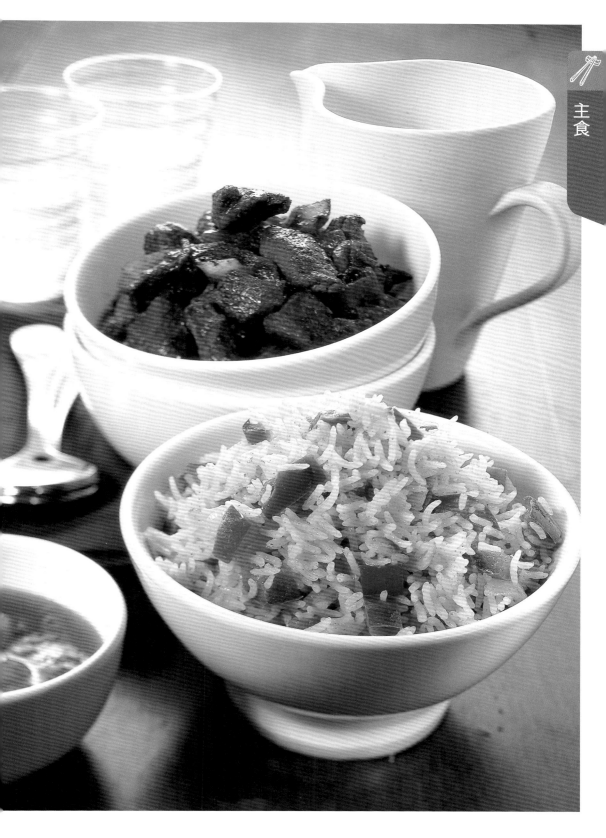

椰子香茅冰淇淋

香茅為這份溫和帶有椰奶香的冰淇淋增添一種奇特的芳香，如果手邊沒有新鮮貨，可以考慮改用乾燥的香茅或罐裝的香茅。

香茅（梗）（縱向切片用擀麵棒輕拍）	4根
椰奶	400毫升
蛋黃	3顆
細砂糖	90公克
玉米粉	10公克
椰漿	150毫升
萊姆皮末	1顆

萊姆糖漿

細砂糖	75公克
椰子水	75毫升
萊姆切薄片／萊姆汁1顆／30毫升	

5-6人份

變化版：

如果你喜歡，你可以使用椰糖取代細砂糖，椰糖會讓這份冰淇淋帶有焦糖香味和淡棕色。

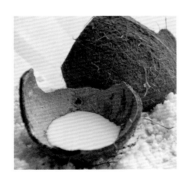

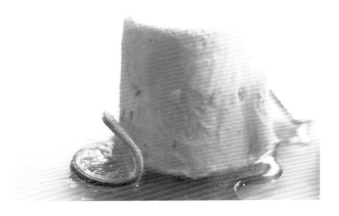

❶ 將香茅（梗）和椰奶放入鍋中煮至即將沸騰後關火，靜置30分鐘入味，然後取出香茅（梗）。

❷ 將蛋黃、細砂糖和玉米粉放入碗中攪拌均勻後，慢慢加入椰奶，過程中要持續攪拌，然後用小火加熱，直到椰奶變濃稠後過篩置於碗中，用烘焙紙覆蓋放入冰箱冷藏。

❸ 將椰漿和萊姆皮末倒入蛋黃椰奶糊中攪拌，然後倒入製冰淇淋機中攪拌直到呈濃密狀後，倒入模形容器冷凍至少3個小時。

❹ 將椰糖和椰子水倒入鍋中加熱，直到椰糖融化後繼續煮沸5分鐘不要攪拌。之後降溫加入萊姆片和萊姆汁，用文火再煮5分鐘後，靜置一旁待涼。

❺ 冰淇淋成形後，先將模型杯於熱水中燙一下後，用刀子即可輕易取出冰淇淋，然後搭配醬汁和萊姆片即可食用。

營養資訊：熱量161大卡；蛋白質2.1公克；碳水化合物33.5公克，糖32.8公克；脂肪3公克，飽和脂肪0.9公克；膽固醇101毫克；鈣39毫克；纖維0.4公克；鈉112毫克。

西瓜椰子冰

這份讓人驚艷的粉紅雪酪取材自椰子水，做法簡單，帶有清爽的水果味，非常適合作為夏日的清涼消暑的飲料。

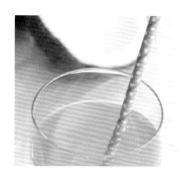

細砂糖	90公克
椰子水	105毫升
叻沙葉（撕成小片）	4片
西瓜	500公克

4人份

`變化版：`

· 如果找不到叻沙葉，可使用幾片檸檬皮和檸檬汁取代。

· 若要做出西瓜挫冰，可以將混合物倒入金屬烤盤冷凍1小時，然後用叉子將冰晶攪碎後再冷凍2小時。用叉子將西瓜冰刮出雪花冰的效果立即享用，或者放入保冷容器備用，冷藏至少可以保持3天。

❶ 將砂糖、椰子水和萊姆葉放入鍋中用小火加熱，直到砂糖融化，靜置一旁備用。

❷ 用大型刀將西瓜切丁後，切掉西瓜皮保留果肉去籽。將西瓜放入食物處理器攪拌成泥後，倒入剛做好的糖漿，放入冰箱冷藏3-4小時。將混合物過篩放入保冷盒冷凍2小時，之後用叉子將結晶體打散再冷凍3個小時，於過程中每半個小時用叉子將晶體打散，直到完全結冰。

❸ 你也可以使用製冰淇淋機，將冷藏過的混合物倒入冰淇淋機攪拌，直到呈濃密狀可以挖出球形即可食用，或者裝入保冷盒中備用。

❹ 食用前30分鐘，你可以先將冰淇淋從冷凍庫移至冷藏室，這樣比較容易挖成圓球狀。

營養資訊：熱量86大卡；蛋白質0.9公克；碳水化合物21.6公克，糖22.6公克；脂肪0.3公克，飽和脂肪0.1公克；膽固醇0毫克；鈣10毫克；纖維0.6公克；鈉47毫克。

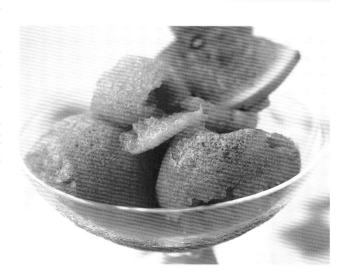

椰子咖啡酒香蛋糕

黑咖啡海綿蛋糕加上甜酒、椰子奶油和咖啡霜淇淋點綴其上,成為一道奢華的甜點,用大玻璃杯裝盤享受更可以使人印象深刻。

咖啡海綿蛋糕

咖啡粉	45公克
將近沸騰的水	45毫升
雞蛋	2顆
椰糖或紅砂糖	50公克
中筋麵粉混合泡打粉(過篩)	40公克
椰子油	25毫升

椰奶凍

椰奶	400毫升
雞蛋	3顆
細砂糖	45公克
玉米粉	10公克

咖啡鮮奶油

香蕉(切片)	2根
椰子或咖啡利口酒	60毫升
鮮奶油	150毫升
糖粉	30毫升
椰漿鮮奶油(參考第46頁)	150毫升
香草精	5毫升
椰乾片(裝飾用)	適量

6-8人份

❶ 烤箱預熱至160℃,準備一張18公分正方形鋪上烘焙紙的烤盤。將咖啡粉放入小碗,倒入熱水靜置4分鐘,然後過濾掉咖啡渣。

❷ 用打蛋器將蛋和糖攪拌打至起泡,然後慢慢加入麵粉攪拌後,倒入15毫升咖啡和椰子油,然後倒入烤盤烘烤20分鐘,之後拿出蛋糕待涼。

❸ 製作椰奶醬:用鍋子熱椰奶至即將沸騰。將雞蛋、糖和玉米粉一起攪拌成泡沫狀,然後緩慢倒入熱椰奶,過程中要不時攪拌,之後繼續加熱2-3分鐘,直到椰奶醬變濃稠後(但不要煮沸)關火,靜置10分鐘待涼,過程中要不時攪拌。

❹ 將蛋糕切成5公分正方形大小,放入大寬口玻璃杯,將香蕉放在蛋糕上,淋上利口酒再加上椰奶凍。

❺ 將鮮奶油和剩下的咖啡與糖粉一起打成柔軟的鮮奶泡,然後加入椰漿鮮奶油和香草精。用湯匙挖一匙咖啡鮮奶油放在椰奶凍上,再灑上椰乾片即可食用。

營養資訊:熱量288大卡;蛋白質7.7公克;碳水化合物27.4公克,糖23公克;脂肪15.3公克,飽和脂肪8.1公克;膽固醇212毫克;鈣90毫克;纖維0.6公克;鈉206毫克。

變化版: 巧克力香蕉奶凍

將175公克原味(微甜)巧克力融化。將椰奶凍(見上文)倒入碗中,加入融化的巧克力做出漣漪的效果。將3條香蕉切片拌入奶凍,分成六份冷藏至少30分鐘即可食用。

6人份

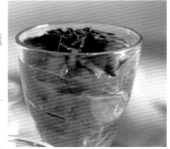

營養資訊:熱量321大卡;蛋白質6.5公克;碳水化合物49.3公克,糖46.4公克;脂肪12.3公克,飽和脂肪6.3公克;膽固醇117毫克;鈣90毫克;纖維1.7公克;鈉266毫克。

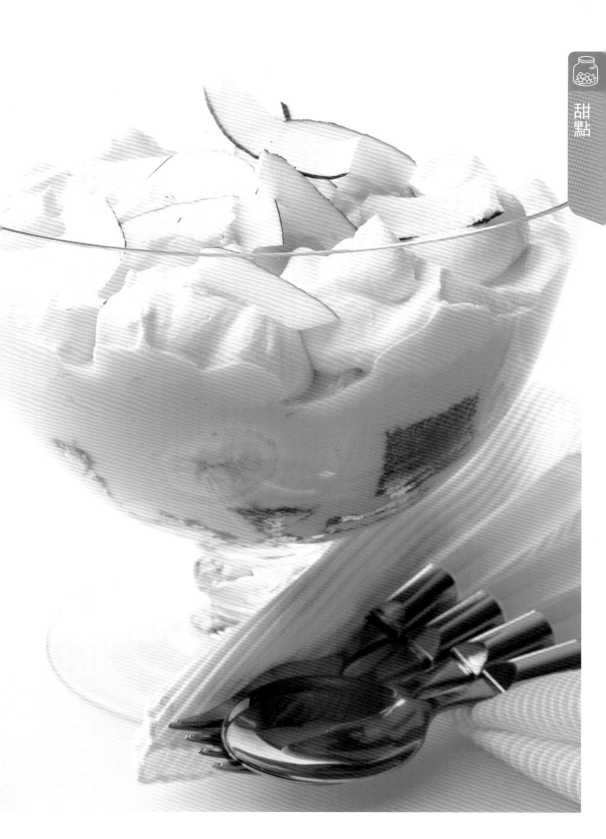

杏桃椰子甜點

這是令人垂涎三尺的土耳其甜點，取材自新鮮杏桃搭配糖和香料熬煮至軟，不過這份食譜是簡易快速的版本，利用杏桃乾和椰子水做成。

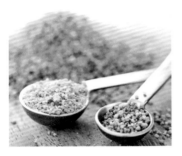

杏桃乾	500公克
椰子水	600毫升
丁香	4顆
八角	2個
椰糖或細紅糖	50公克
椰漿鮮奶油（參考第46頁） 備用	
淺焙開心果 （稍為壓碎）（裝飾用）30-45公克	

4人份

變化版：

這份甜點也可以用混合水果，例如蘋果、水梨和桃子，同時也可以用核桃取代開心果。

❶ 將杏桃和椰子水與150毫升白開水、丁香和八角放入鍋中煮沸後關小火，用文火燜煮15鐘直到杏桃變軟。過程中至少攪拌二次，確保杏桃完全煮軟。

❷ 取出香料丟掉，拿出鍋中一半的杏桃放一旁備用。將鍋中剩下的杏桃和果汁放入食物處理器攪碎，然後再倒入鍋中，加入完整的杏桃。

❸ 加入糖拌勻，大約再煮3-4分鐘後關火，靜置30分鐘待涼。

❹ 將杏桃用盤子分成四份，上面加一些椰漿鮮奶油和開心果即可食用。

營養資訊：熱量259大卡；蛋白質8.1公克；碳水化合物58.7公克，糖67.7公克；脂肪0.8公克，飽和脂肪0公克；膽固醇毫0克；鈣95毫克；纖維15公克；鈉396毫克。

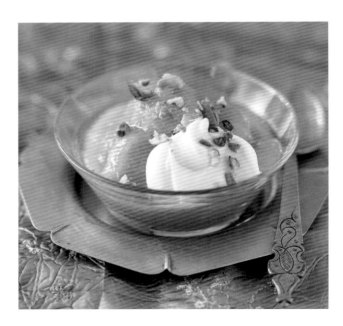

焦糖李配椰子糯米飯

椰糖為鮮紅多汁的李子抹上一層焦糖，再加上椰香的糯米，就成為一份讓人讚不絕口的甜點。糯米是亞洲飯店常見的一種米，記住，料理前一定要先浸泡一夜。

椰糖或細砂糖	90公克
成熟李子（去籽對切）	6或8顆

糯米飯

糯米	115公克
椰漿	150毫升
細砂糖	45公克
鹽	少許

4人份

烹調小秘訣：

用椰糖煎李子，可以讓李子的色澤更深，味道更好，不過若你喜歡，你也可以使用細砂糖。

變化版：

其他核果類水果，例如成熟杏桃、桃李或水蜜桃也可以取代李子做出這道甜點。

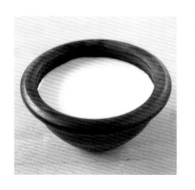

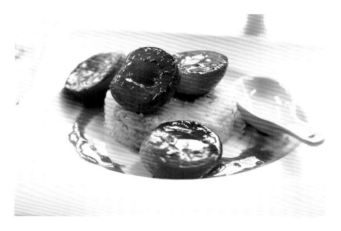

❶ 首先料理糯米。糯米洗淨，用冷開水浸泡隔夜。

❷ 竹蒸籠上鋪一層薄布，將糯米瀝乾平鋪在薄布上，蓋上蓋子蒸大約25-30分鐘，直到米粒變軟。過程中要檢查蒸鍋的水量，視情況再加水。蒸好後，將糯米取出放在寬口大碗備用。

❸ 將椰漿、椰糖和鹽放入大鍋慢慢加熱，攪拌至椰糖融化煮沸後關火，然後倒入糯米拌勻。

❹ 將椰糖灑在李子的切面上，用中火熱不沾鍋，分批將李子切面朝下放入鍋中煮1-2分鐘直到椰糖焦化（過程中你可能要用廚房紙巾擦拭鍋子，如果還要分批煎李子的話）。

❺ 將糯米用模子裝成圓形放在溫熱的盤子上或放入碗中，然後加上焦糖李子即可食用。

營養資訊：熱量407大卡；蛋白質4.8公克；碳水化合物68.7公克，糖47.2公克；脂肪13.6公克，飽和脂肪11.2公克；膽固醇0毫克；鈣33毫克；纖維2.4公克；鈉6毫克。

椰子奶凍

這份經典的泰國甜點取材自濃純牛奶用溫火慢烤而成，類似焦糖布丁，不過其帶有濃郁的堅果味和椰糖香。

雞蛋	4顆
椰糖或紅砂糖	75公克
椰奶	250毫升
香草精、玫瑰或茉莉香精	5毫升
糖粉（裝飾）	適量
水果切片（備用）	

4人份

[變化版：]

如果你喜歡，你可以用150毫升的蛋糕模烘烤杯烘烤。先將蛋糕模鋪上烘焙紙，然後抹上一層椰子油。烤好後，將奶凍放入冰箱冷藏至少2個小時，然後用刀邊輕括邊緣即可將奶凍取出放於盤子上，並且搭配熱帶水果，例如芒果、木瓜或樹蕃茄即可食用。

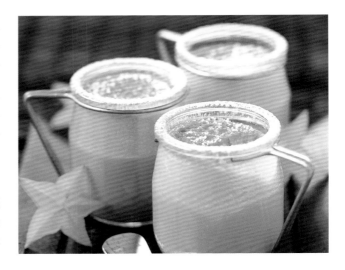

❶ 烤盤上裝大約2.5公分的水，烤箱預熱至160℃。將蛋與糖一起打散，直到呈光滑狀後，慢慢加入椰奶和香草精拌勻。

❷ 將椰奶蛋液過篩，分別倒入四個耐熱玻璃杯、焙烤杯或一個耐熱烤盤，用保鮮膜包覆。

❸ 將玻璃杯放入烤盤，視情況看烤盤是否要加一些沸水，用鋁箔紙將烤盤包覆，烘烤35-40分鐘直到奶凍成型，你可以用筷子戳一下，如果筷子取出表面乾淨，即表示已經烤好。

❹ 小心將玻璃杯取出待涼後，放入冰箱冷藏。食用前再加入糖粉和水果即可。

營養資訊：熱量178大卡；蛋白質7.8公克；碳水化合物22.7公克，糖22.7公克；脂肪6.9公克，飽和脂肪2公克；膽固醇231毫克；鈣58毫克；纖維0公克；鈉154毫克。

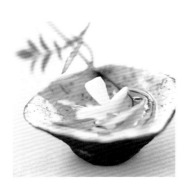

椰子西米布丁

另一種泰式甜點,取材自大顆西米、椰子水和椰奶,再搭配上新鮮荔枝和新鮮椰片溫熱食用。

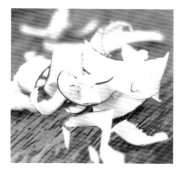

大顆西米	115公克
椰子水	475毫升
細砂糖	115公克
鹽	少許
椰奶	250毫升
熱帶水果	250公克
新鮮萊姆皮末和椰乾片	少 許

（自選裝飾用）

4-6人份

變化版：

· 這份點心含有大量的糖 ──
  在泰國當地正是如此 ──
  不過你可以依照個人喜好
  減少糖的使用量。

· 如果喜歡,可以使用椰糖取
  代細砂糖,這會使這份甜點
  的顏色變深,味道變重。

❶ 將西米用溫水浸泡,蓋上蓋子靜置1個小時後掉倒水分瀝乾。

❷ 用中火熱椰子水,加入糖和鹽攪拌直到糖融化後,將椰子水煮沸。

❸ 加入西米和椰奶慢慢攪拌,蓋上鍋蓋繼續煮45-50分鐘,直到所有西米呈透明狀。

❹ 將所有西米裝入大碗或分四小碗,配上熱帶水果和萊姆皮末與椰乾片裝飾即可。

營養資訊：熱量275大卡；蛋白質3.3公克；碳水化合物69.2公克,糖48.9公克;脂肪0.4公克,飽和脂肪0.2公克;膽固醇0毫克;鈣36毫克;纖維5.9公克;鈉372毫克。

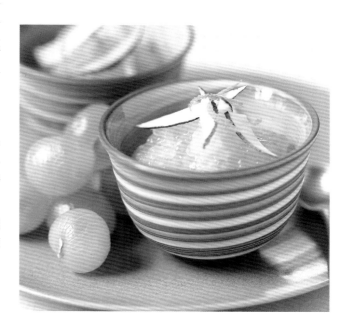

嫩椰布丁

「Podeng」來自「podeng kelapa muda」嫩椰子布丁這道點心名，是「pudding」布丁的印尼文。這與西方的「queen of puddings」布丁女王很類似，但其充滿椰子香，而不是檸檬和草莓味。

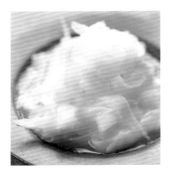

蛋黃	6顆
細砂糖	50公克
椰子濃縮精或香草精	1.25毫克
中筋麵粉	65公克
煉乳	90毫升
溫椰子水	120毫升
嫩椰肉（切碎）	250公克

外層

蛋白	6顆
細砂糖	15公克
鹽	少許
淺焙杏仁片	60公克

6人份

`變化版：`

如果你喜歡，你可以使用淺焙椰子片取代杏仁片。

❶ 烤箱預熱至120℃。將蛋黃、糖、香草精放入大碗攪拌直到起泡。將麵粉慢慢加入煉乳和椰子水中攪拌均勻。

❷ 將椰肉拌入麵粉中，然後加入雞蛋和糖混合物拌勻，開小火煮5分鐘，用木勺攪拌直到混合物呈濃稠狀後倒入抹上油的耐熱烤盤。

❸ 將蛋白倒入透明大碗打發，直到呈柔軟白色硬泡狀，你可以使用電動打泡機，之後加入糖和鹽繼續攪拌，直到呈結實山峰的形狀。

❹ 將白色蛋白抹在椰子混合物上，烘培15-20分鐘，直到外層呈淡金黃色，再搭配杏仁片趁熱即可食用。

營養資訊：熱量411大卡；蛋白質12公克；碳水化合物30.3公克，糖23公克；脂肪27.7公克，飽和脂肪16.1公克；膽固醇毫207克；鈣116毫克；纖維5.1公克；鈉151毫克。

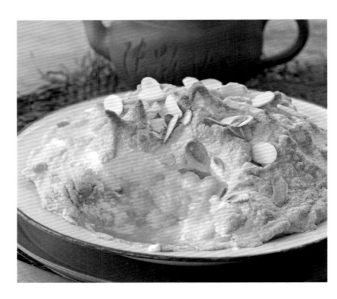

鳳梨佐木瓜椰子醬

美味又簡單的點心，在這份食譜中，鳳梨在火烤前先灑上椰糖和香料，其中搭配粉橙的木瓜椰香醬更增添鳳梨的美味。

甜鳳梨	1顆
椰子油（潤滑用）	7.5毫升
醃漬嫩薑（切細絲）	2片
醃漬嫩薑的汁	30毫升
椰糖或細砂糖	30公克
肉桂粉	少許
醬汁	
熟木瓜（去皮去籽）	1顆
椰子水	175毫升

6人份

烹調小秘訣：

· 本食譜的木瓜醬也適用於其他美味的佳餚，其中最適合搭配燒烤雞肉或野禽類，同時也適合搭配豬肉和羊肉。

· 事前將木瓜醬做好置於冰塊盒冷凍，要吃前再取出解凍即可。

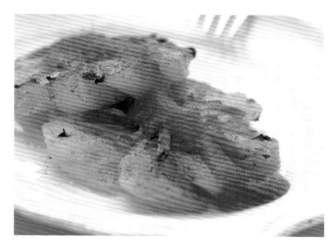

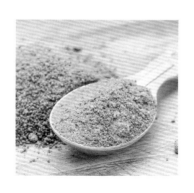

① 鳳梨去皮切成2.5公分的厚片。

② 烤盤上包覆一層錫箔紙，上面抹一層薄薄椰子油。

③ 火烤架預熱，將鳳梨置於烤盤，上面放上薑絲、糖和肉桂粉，淋上薑汁，烤5-7分鐘，直到兩面呈金黃色微焦。

④ 同時間製作醬汁。先切幾片木瓜置於一旁備用後，將剩下的木瓜與椰子水放入食物處理器中搗成泥。

⑤ 濾出醬泥後，拌入鳳梨烤後留下的湯汁，淋在烤鳳梨上，搭配木瓜片裝飾即可食用。

營養資訊：熱量88大卡；蛋白質1.7公克；碳水化合物20.6公克，糖19.3公克；脂肪0.4公克，飽和脂肪0公克；膽固醇0毫克；鈣42毫克；纖維4公克；鈉98毫克。

椰子芒果覆盆莓千層塔

千層麵皮（filo pastry多層薄皮的麵皮）甜點是一種比酥脆或油酥麵皮點心更健康的替代品，外皮刷上椰子油在烘烤後具有鬆脆的口感和金黃色澤，再加上新鮮芒果片和覆盆莓裝飾後，就成為一道非常別緻的甜點。

千層麵皮（事先解凍）	3片
融化椰子油	50公克
熟芒果	2小顆
覆盆莓（事先解凍）	115公克
椰子水	45毫升

4人份

烹調小秘訣：

· 儘快食用，因為千層餅會迅速吸收芒果層的水分，進而使脆餅少了酥脆感。

· 你可以使用任何新鮮或煮過的水果來做千層塔，蘋果切片佐黑莓醬，或者水蜜桃片／桃李片佐草莓醬都非常美味。你還可以在千層塔中加一些椰漿鮮奶油（參考第46頁）。

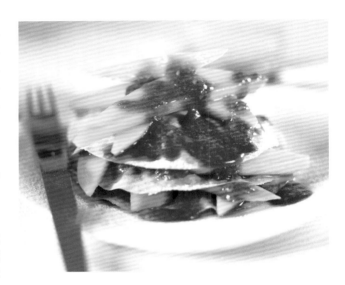

❶ 烤箱預熱至200℃，將千層麵皮平鋪於乾淨盤子上，每片分成四份10公分直徑大小的圓餅。

❷ 將麵皮表面刷上椰子油後，放入烤箱烘烤5分鐘，或直到呈酥脆狀後，將脆餅取出置於網架上待涼。

❸ 芒果去皮去籽削成薄片。將覆盆莓與椰子水放入食物處理器中攪拌成泥。

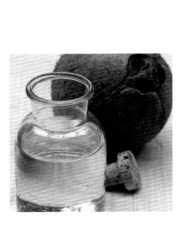

❹ 將脆餅分別放在四個盤子上，上面疊一層水果，之後再放一片脆餅，重複同樣的過程，直到用完所有的脆餅和水果，最後淋上醬汁即可食用。

營養資訊：熱量397大卡；蛋白質50.1公克；碳水化合物7.3公克，糖8.2公克；脂肪18.8公克，飽和脂肪7.6公克；膽固醇234毫克；鈣35毫克；纖維1公克；鈉617毫克。

椰子塔

菲律賓盛產椰子，所以許多甜點取材嫩椰子內似果凍的椰肉，這個階段的椰肉沒有自然的甘甜，味道和成熟的椰子截然不同。

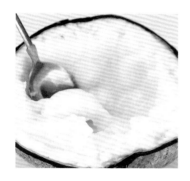

中筋麵粉	225公克
鹽	少許
椰糖或紅砂糖	5公克
椰子油（融化／冷藏）	60毫升
椰子水	30毫升
雞蛋（室溫）	1顆

內餡

蛋黃	6顆
椰糖或紅砂糖	75公克
中筋麵粉	60公克
融化椰子油	45毫升
嫩椰子肉（切碎）	600公克
萊姆汁	5毫升

12人份

營養資訊：熱量375大卡；蛋白質6.1公克；碳水化合物20.9公克，糖2.8公克；脂肪30.2公克，飽和脂肪24.2公克；膽固醇120毫克；鈣55毫克；纖維6.5公克；鈉22毫克。

❶ 製作酥塔：混合麵粉、鹽和糖。混合椰子油、椰子水和雞蛋。麵粉中間做一個凹槽，緩緩倒入椰子油混合物揉成一個麵團。

❷ 輕輕揉麵團，直到麵團表面呈光滑狀後，用濕毛巾蓋住靜置30分鐘，這個過程會使麵團變軟更有彈性。

❸ 取出麵團，將麵團擀平，分成12份直徑10公分大小的圓後，用馬芬蛋糕模或蛋塔模將圓麵皮凹成杯狀，然後冷藏30分鐘。

❹ 同時間在烤盤上鋪上烘焙紙，烤箱預熱至180℃。將蛋黃和糖一起打散，直到糖融化後將麵粉和椰子油倒入蛋黃液中拌勻，之後再加上椰子肉和萊姆汁，用湯匙將這些混合物放入麵塔皮中。

❺ 蛋塔模放在烘焙紙上烘烤15-20分鐘直到塔皮呈金黃色，餡料稍微凝固即可。

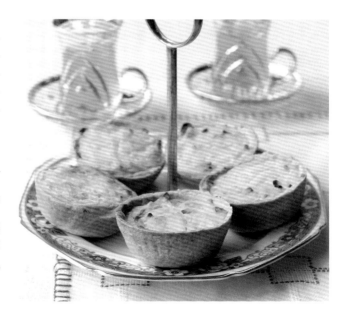

巴貝多椰子甜麵包

這是巴貝多聖誕佳節的麵包，這種深色軟黏像椰子蛋糕的麵包非常美味，通常會搭配果香味的蘭姆酒或一杯泡沫熱巧克力。

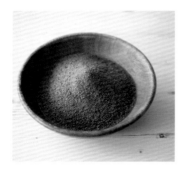

中筋麵粉混合泡打粉	225公克
中筋麵粉	150公克
椰子粉	25公克
椰子油（冷藏10分鐘）	175公克
椰糖	115公克
椰蓉	115公克
混合香料（用蘋果派）	5公克
香草精	10毫升
黑蘭姆酒（可加可不加）	15毫升
椰香奶或全脂牛奶	150毫升
細砂糖	15毫升
（與30毫升的水混合，塗於麵包表面）	

2條小麵包或1條長麵包

[變化版：]

烘焙前，你可以加入乾果，例如葡萄乾，甚至是黑巧克力片（帶點苦味）。

❶ 烤箱預熱至180℃，將二個450公克或一個900公克的土司模抹油。

❷ 將三種麵粉混合，加入冷藏的椰子油混合，用抹刀拌切，直到麵粉呈麵包屑狀後加入椰糖。

❸ 加入椰蓉、混合香料、香草精和蘭姆酒、雞蛋和牛奶，用手混合均勻，如果混合物太乾，再加入一點水。

❹ 將麵團移至麵粉板上揉幾分鐘，直到呈光滑有彈性。

❺ 將麵團放入土司模，表面抹上糖水烤1小時，直到用筷子戳入取出後不沾黏。

營養資訊： 熱量3279大卡；蛋白質54.5公克；碳水化合物320.8公克，糖20.3公克；脂肪207公克，飽和脂肪175.1公克；膽固醇0毫克；鈣1141毫克；纖維37.5公克；鈉1244毫克。

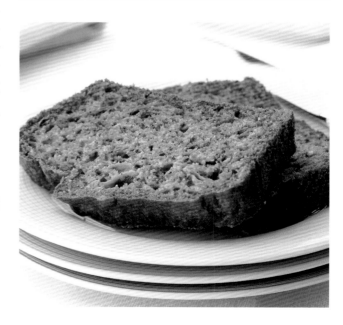

葡萄乾椰子核桃麵包

單吃這份水果堅果麵包就很美味，不過你也可以抹上奶油或椰子油與一點椰子糖漿或果醬。此外，這份麵包再烘烤過也很美味。

特高筋麵粉（strong white bread flour）	300公克
鹽	2.5公克
椰子油（冷藏）	15毫升
速發乾酵母	7.5公克
溫椰子水	175毫升
葡萄乾	115公克
核桃或巴西堅果（切碎）	75公克
椰子油	適量（刷於表面）

1條麵包

變化版：

· 如果要做更香濃的麵包，可使用椰奶取代椰子水。

· 如果你喜歡，可以在混合麵粉時再加入10公克的肉桂粉。

營養資訊：熱量1340大卡；蛋白質33.3公克；碳水化合物285.1公克，糖67公克；脂肪15.2公克，飽和脂肪10.1公克；膽固醇0毫克；鈣455毫克；纖維19.7公克；鈉1478毫克。

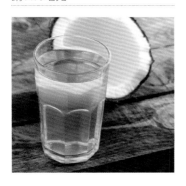

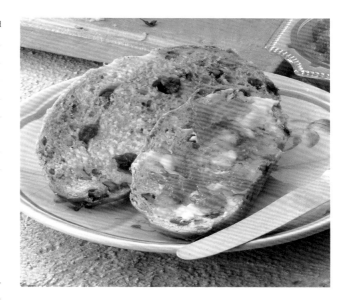

❶ 將麵粉和鹽放入大碗，倒入椰子油和酵母拌勻後，慢慢加入椰子水，一開始用湯匙攪拌，然後再用手將麵團集中。

❷ 將麵團放在麵粉板上，大約揉10分鐘直到麵團表面呈光滑狀後，加入葡萄乾和堅果，再揉至葡萄乾堅果融入麵團。

❸ 將麵團揉成橢圓形，放在烘焙紙上，蓋上一層抹油的保鮮膜後，置於溫暖處發酵1-2個小時，直到麵團呈兩倍大。烤箱預熱至220℃。

❹ 將麵團上的保鮮膜取下，靜置10分鐘。烤箱降低至190℃後，將麵團放入烤箱烘烤20-25分鐘。

❺ 烤好後，將麵包取出置於網架上，刷上椰子油後，用毛巾覆蓋待涼。冷藏前先切片。

椰子鳳梨胡蘿蔔蛋糕

這份經典胡蘿蔔蛋糕食譜中的鳳梨帶給蛋糕更多的濕潤度，還有讓人為之一振的水果芳香。你可以吃胡蘿蔔蛋糕配椰醬鮮奶油，或外層抹上食譜建議的馬斯卡邦起司（mascarpone）。

中筋麵粉	250公克
泡打粉	10公克
小蘇打粉	5公克
鹽	2.5公克
肉桂粉	5公克
罌粟籽	45公克
椰糖或紅糖	225公克
雞蛋打散	3顆
柳橙皮末	1顆
胡蘿蔔磨碎	225公克
新鮮或罐頭鳳梨（瀝乾水分切碎）	75公克
核桃片	75公克
融化椰子油	115公克

馬斯卡邦起司（外層）

馬斯卡邦起司（mascarpone）	150公克
糖粉	30公克
柳橙皮末（切碎）	1顆

1長條麵包

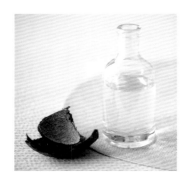

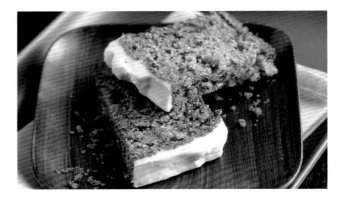

❶ 烤箱預熱至180℃，將1.5公升土司麵包模包覆烘焙紙，在內層抹一點油，灑上一點麵粉。

❷ 將麵粉、泡打粉、小蘇打、鹽和肉桂粉混合，拌入罌粟籽。

❸ 混合糖、雞蛋和柳橙末。擠出胡蘿蔔的汁液，將汁液倒入蛋液中再加入鳳梨和核桃片拌勻後，將混合好的麵粉慢慢拌入，攪拌均勻後再緩緩倒入椰子油。

❹ 將麵團倒入土司模烘烤1至1個半小時，直到呈金黃色。你可以用筷子測試，如果取出筷子不沾黏即表示烤好，如果筷子沾黏，烘烤時間則要再拉長10分鐘。烤好後，將麵包取出，置於網狀烤架上待涼。等完全冷卻後，撕下麵包上的烘焙紙。

❺ 外層作法：馬斯卡邦起司與糖粉和柳橙皮末一起打發，然後在麵包上層塗抹厚厚的一層起司醬。

營養資訊：熱量4356大卡；蛋白質82.7公克；碳水化合物494.3公克，糖296.4公克；脂肪241公克，飽和脂肪132.2公克；膽固醇765毫克；鈣1109毫克；纖維27公克；鈉4972毫克。

椰香巧克力李子蛋糕

這份蛋糕富有濃濃的巧克力味，同時李子和椰子粉更增添其綿密濕潤的布朗尼蛋糕口感，其中無需再加糖，因為李子和巧克力的甜味就已經足夠。

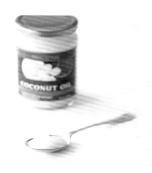

黑巧克力（微苦）	200公克
去籽蜜棗	200公克
雞蛋（打散）	3顆
融化椰子油	75毫升
中筋麵粉混合泡打粉	115公克
椰子粉	25公克
泡打粉	7.5公克
椰香奶或豆漿	200毫升

1份8吋蛋糕

烹調小秘訣：

· 使用優質巧克力做出的口感和風味最好。

· 你可以買椰香或柳橙香的黑巧克力，這兩種都很適合做這種蛋糕。

❶ 烤箱預熱至180℃，8吋烤盤上鋪好抹油的烘焙紙。用耐熱碗將巧克力隔熱水融化。

❷ 將蜜棗放入食物處理器攪碎，慢慢加入所有蛋液攪拌，直到混合物呈光滑狀。

❸ 將混合物取出倒入碗中，慢慢加入椰子油和巧克力。將麵粉、椰子粉和泡打粉過篩後，與牛奶一起交替加入碗中攪拌均勻。

❹ 將混合物倒入烤盤烘烤35-40分鐘直到蛋糕定形後取出置於網架上待涼。

營養資訊： 熱量4666大卡；蛋白質101.8公克；碳水化合物922.2公克，糖816.4公克；脂肪89.2公克，飽和脂肪41.7公克；膽固醇717毫克；鈣1579毫克；纖維164.5公克；鈉1074毫克。

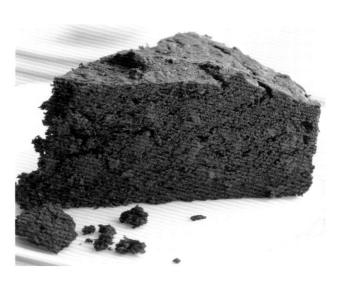

杜蘭小麥粉椰子蛋糕

作法容易，使用椰子水製成的無需烘焙蛋糕，準備時間不超過20分鐘，同時也是無乳製品和無麩質的點心。

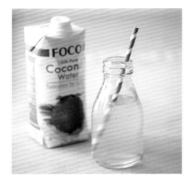

細砂糖	250公克
椰子水	475毫升
肉桂棒	半根
椰子油	120毫升
杜蘭小麥粉	175公克
杏仁（去皮）	25公克
松子	15公克
肉桂粉	2.5公克

6-8人份

變化版：

如果要做8人份的蛋糕，你只要將材料加倍，並且使用8-9吋的圓形蛋糕模形即可。

❶ 將糖、椰子水和肉桂棒放入鍋中加熱煮沸，直到糖融化後，不要攪拌再煮大約4分鐘呈糖漿狀。

❷ 同時間，用另一個鍋子熱油，加入杜蘭小麥粉拌炒，直到呈淡棕色後關小火，加入杏仁和松子拌炒2分鐘，過程中要不時攪拌，然後關火靜置一旁備用。

❸ 戴上防熱手套，慢慢將熱糖漿加入杜蘭小麥粉中攪拌，過程中可能會濺出來，所以不要靠得太近。之後再次將杜蘭小麥粉加熱與攪拌，直到所有糖漿被吸收，混合物看起來平滑。

❹ 關火後，將杜蘭小麥粉混合物用布蓋起來，靜置10分鐘，然後倒入6-7吋的圓形蛋糕烤盤靜置待涼後取出置於盤子上，灑上肉桂粉即可食用。

營養資訊：熱量326大卡；蛋白質4.6公克；碳水化合物49.9公克，糖36.4公克；脂肪13.4公克，飽和脂肪8.9公克；膽固醇0毫克；鈣21毫克；纖維2.4公克；鈉154毫克。

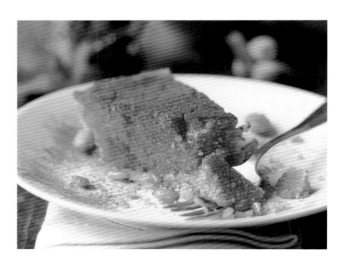

薰衣草椰香派

漂亮的紫色，這些派不僅讓人眼睛為之一亮，同時也讓味蕾充滿驚喜，而椰奶本身可以完美地與食用性薰衣草精油融合。

椰子軟油（非液體狀）	115公克
椰糖或紅糖	150公克
細砂糖	50公克
香草莢的籽	1根
雞蛋	2顆
中筋麵粉	350公克
小蘇打粉	7.5公克
鹽	少許
椰奶	150毫升
食用性薰衣草精油	3-4滴

內餡

薰衣草蜂蜜	30毫升
椰漿鮮奶油（參考第46頁）	475毫升

糖霜裝飾

糖粉	150公克
椰子水或冷開水	25毫升
薰衣草食用色素	5毫升
薰衣草萃取物	1-2滴
新鮮薰衣草花	20公克

12份

烹調小秘訣：

你可以自製薰衣草油，將可食的薰衣草花浸泡於橄欖油中靜置一個月左右。

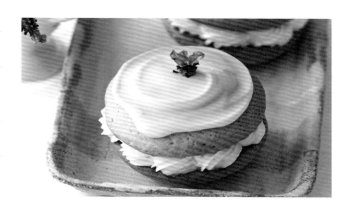

① 烤箱預熱至180℃，將兩個烤盤鋪上烘焙紙或矽膠墊。

② 蛋糕製作：混合椰子油、椰糖和香草籽，然後拌入雞蛋攪拌，一次打一個雞蛋。

③ 將麵粉、小蘇打粉或鹽過篩至另一個大碗，再用另一個碗混合椰奶和薰衣草油。將一半的麵粉拌入糖混合物中，然後加入椰奶混合物，之後再拌入剩下的麵粉。

④ 將麵糊裝入擠花袋，擠出24個直徑5公分的圓糊，每一個烤盤各12個，然後烘烤10-12分鐘，烤至輕壓帶有彈力感後，置於網架上待涼。

⑤ 內餡製作：將蜂蜜加入發泡椰漿鮮奶油中；將糖霜材料混合攪拌成平滑的抹醬；用擠花袋裝椰漿鮮奶油後擠在蛋糕扁平那一面，然後上面再放上一個蛋糕，重複同樣過程做12個派，然後再抹上糖霜，用薰衣草花裝飾即可。

營養資訊：熱量303大卡；蛋白質3.2公克；碳水化合物60.6公克，糖38.3公克；脂肪7公克，飽和脂肪5.7公克；膽固醇0毫克；鈣82毫克；纖維1.2公克；鈉314毫克。

低脂柳橙椰香燕麥餅

這些椰香燕麥餅非常美味，讓人難以相信它們也很健康呢！酥脆好吃，全家人都會愛上的。

蜂蜜	175公克
椰子水	120毫升
淺焙燕麥片	90公克
中筋麵粉	115公克
椰糖	50公克
細砂糖	50公克
柳橙皮末	1顆
小蘇打粉	5公克

16份

變化版：

如果要增加椰子香味，你可以將15公克的燕麥片改為等量的椰蓉。

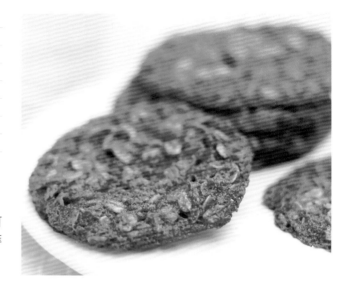

❶ 烤箱預熱至180℃，烤盤鋪上烘焙紙。

❷ 將蜂蜜和椰子水倒入小鍋用文火加熱8-10分鐘，直到呈糖漿狀。

❸ 將燕麥、麵粉、糖和柳橙皮末倒入碗中混合。先將小蘇打粉用15毫升滾水混合後倒入麵粉中，再加入蜂蜜椰子水糖漿，用木湯匙攪拌。

❹ 一次一湯匙將混合物挖出放在烤盤上，中間留一點距離。烘烤10-12分鐘直到呈金黃色。烤好後將烤盤從烤箱中取出，靜置5分鐘後再將餅乾拿出放在網盤上待涼。

營養資訊：熱量104大卡；蛋白質1.6公克；碳水化合物24.6公克，糖15.4公克；脂肪0.6公克，飽和脂肪0公克；膽固醇0毫克；鈣16毫克；纖維1公克；鈉108毫克。

椰子水果薄片

這是雙層餅，上層為乾果與椰子油和胡蘿蔔泥以增加其濕潤的口感。

椰子油	90公克
細砂糖	75公克
蛋黃	1顆
中筋麵粉	115公克
中筋麵粉混合泡打粉	30公克
椰蓉	30公克
糖粉（裝飾）	適量

上層

蜜棗（切碎）	30公克
葡萄乾	30公克
梨乾（切碎）	50公克
核桃（切碎）	25公克
中筋麵粉混合泡打粉	75公克
肉桂粉	5公克
薑末	2.5公克
小蘇打粉	2.5公克
椰糖	90公克
胡蘿蔔（磨碎）	175公克
雞蛋（打散）	1顆
椰子油	75毫升

12-16份

❶ 烤箱預熱至180℃，準備一個28 x 18公分的淺烤盤，上面鋪上烘焙紙。將椰子油、糖和蛋黃放入大碗中打發，直到平滑乳狀。

❷ 加入麵粉和椰蓉拌勻，將全部混合物平鋪在烤盤上，用手指將混合物壓平後，烘烤15分鐘，直到成形呈淡棕色。

❸ 將所有上層材料混合，平鋪在剛烤好的蛋糕上，烘烤35分鐘直到定形。烤好後取出，等到完全冷卻再切片，切好後再灑上糖粉即可食用。

營養資訊： 熱量217大卡；蛋白質2.9公克；碳水化合物25.4公克，糖15公克；脂肪12.2公克，飽和脂肪8.7公克；膽固醇52毫克；鈣51毫克；纖維1.8公克；鈉36毫克。

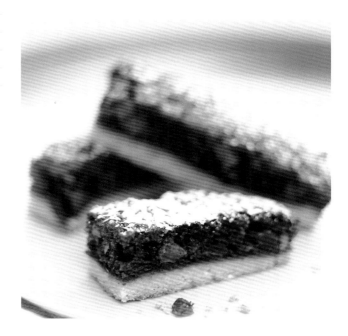

迷你萊明頓蛋糕（lamington）

這種迷你小蛋糕是澳洲的小點心，成功的關鍵在於清爽與濕潤的椰子海綿蛋糕，外表則包覆一層黑巧克力糖衣。

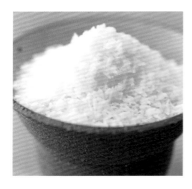

椰子（潤滑用）	適量
雞蛋	3顆
中筋麵粉混合泡打粉	100公克
玉米粉	35公克
融化椰子油	15公克
椰子水	45毫升
椰蓉	300公克

表層糖衣

椰子油	15毫升
糖粉（過篩）	375公克
黑巧克力55%（切碎）	150公克
椰香奶或牛奶	90毫升

12-15份

❶ 烤箱預熱至160℃，準備一個20 x 30公分烘烤盤，上面鋪上烘盤紙。

❷ 蛋糕製作：將蛋打發呈泡沫狀後，加入糖持續打發至稍微蓬鬆狀，拌入麵粉和玉米粉攪拌。將椰子油和椰子水放入小鍋加熱，直到椰子油融化後，倒入麵粉混合物中拌勻。再將所有混合物倒入烤盤，烘烤25-30分鐘直到定形。

❸ 將烤盤取出靜置10分鐘後，再取出蛋糕置於網架上待涼。等到完全冷卻後，切成12-15份。將椰蓉放在淺盤上。

❹ 將所有外層材料放在耐熱碗中，隔水加熱，過程中不斷攪拌，直到呈乳化濃稠狀後關火，將碗持續置於熱水中。

❺ 用叉子將每一塊蛋糕沾上層糖衣後，再將蛋糕裹上一層椰絲，置於網架上15分鐘等待定形。

營養資訊：熱量362大卡；蛋白質4.1公克；碳水化合物48.3公克，糖41公克；脂肪18.2公克，飽和脂肪14.1公克；膽固醇47毫克；鈣41毫克；纖維4.3公克；鈉29毫克。

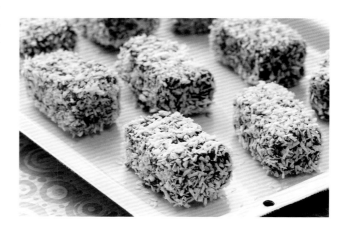

椰子蜜棗捲

作法非常容易，這份點心包含兩種健康食材，是晚餐後令人難以抗拒的點心，配上咖啡一起享用更是美味。

加州蜜棗	36顆
椰子水	15毫升
椰蓉	150公克

36份

營養資訊：熱量80大卡；蛋白質0.9公克；碳水化合物14公克，糖14公克；脂肪2.6公克，飽和脂肪2.3公克；膽固醇0毫克；鈣10毫克；纖維1.9公克；鈉3毫克。

❶ 去除蜜棗的外皮對切去籽。

❷ 將蜜棗和椰子水放入小鍋加熱5分鐘，直到蜜棗變軟。用湯匙背將蜜棗的水擠出後，將蜜棗滾成小球，就像原來的大小。

❸ 椰蓉置於淺盤，將蜜棗外層裹上一層椰絲後裝入小紙杯即可食用，或者置於密閉容器中。

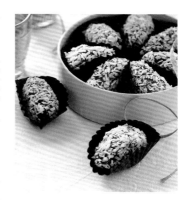

椰子甜點

這種帶有嚼勁的點心很受小朋友喜愛，它們可做成原味，但加入萊姆汁讓其風味更富變化，連大人也非吃不可。

椰蓉	50公克
椰子水	105毫升
椰糖或細砂糖	175公克
萊姆汁	半顆

25份

營養資訊：熱量40大卡；蛋白質0.2公克；碳水化合物7.4公克，糖7.7公克；脂肪1.2公克，飽和脂肪1.1公克；膽固醇0毫克；鈣2毫克；纖維0.5公克；鈉11毫克。

❶ 烤盤上鋪好烘焙紙。將椰蓉、椰子水和椰糖放入鍋中加熱，直到糖完全融化。

❷ 拌入檸檬汁開大火，用木湯匙攪拌，將湯汁煮至濃稠狀呈深棕色。

❸ 一次取一湯匙椰蓉放在烘焙紙上，用湯匙背稍微壓平，呈圓形不規則狀，待涼後即可食用。

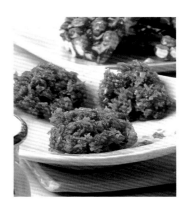

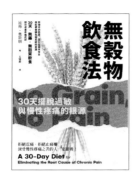

無穀物飲食法：30 天擺脫過敏與慢性疼痛的根源

彼得 ‧ 奧斯朋◎著 王耀慶◎譯／定價 360 元

30 天 ‧ 無藥 ‧ 無麩質飲食
就能消除慢性疼痛，並在 15 天內體驗顯著改善。

專家研發兩階段食譜，包含一般性規則通論、大多數飲食中會接觸到的穀物與麩質成分、能吃與絕對不能碰的地雷食物。

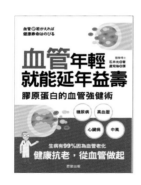

堆疊飲食計畫

莎莉‧畢爾◎著 郭珍琪◎譯／定價 350 元

只要 10 週，每週累積一種飲食習慣
愉快啟動終生受用的身體療癒力！

作者為專業營養師，以深入淺出的方式，解釋為何現代飲食充滿弊病，進而提出依詢現代營養科學法則，並參照古老長壽智慧而生的「堆疊飲食計畫」。

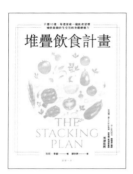

血管年輕，就能延年益壽：膠原蛋白的血管強健術

石井光◎著 盧宛瑜◎譯／定價 280 元

糖尿病、高血壓、心臟病、中風……
生病有 99% 因為血管老化。

本書作者為日本醫學博士，與讀者分享癌症免疫細胞療法、膠原蛋白對身體各式疾病的預防及治療，讓你血管年輕身體更健康！

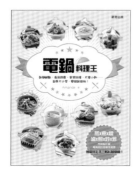

電鍋料理王

人氣知名部落客 Amanda ◎著／定價 299 元

只要一鍋在手，想吃什麼就做什麼！
新手老手，通通上手！人人都是「電鍋料理王」

蒸 x 煮 x 燉 x 滷 x 煎 x 炒 x 炸

飯麵鹹點、湯品甜食、家常料理、大宴小酌……
廚房大小菜，電鍋就能做！

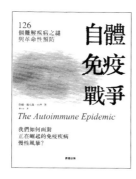

自體免疫戰爭：126 個難解疾病之謎與革命性預防

唐娜‧傑克森‧中澤◎著 劉又菘◎譯／定價 350 元

深入探索時代最大醫學謎團，
重新思考食品、壓力和化學毒害。

全方位說明何謂自體免疫系統疾病，從報導性案例披露、患者生活與治療過程，到醫界、學界的專家建言。

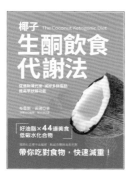

The Body Book：飢餓法則、力量科學，與愛上自己神奇身體的方法

卡麥蓉‧狄亞、珊卓‧巴克◎著 郭珍琪◎譯／定價 350 元

甜姊兒卡麥蓉‧狄亞 Cameron Diaz
華文首本健康養生書，教你引‧爆‧魅‧力

卡麥蓉毫不保留的分享個人心得、如何保持健康且充滿活力的實際經驗，同時並教導讀者該如何好好對待照顧自己的身體用！

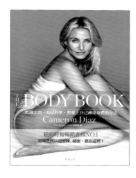

椰子生酮飲食代謝法

布魯斯‧菲佛◎著 郭珍琪◎譯／定價 399 元

最適合減肥的飲食法
不用挨餓，吃得豐盛還能減重！

作者為全球椰子油專家，將該如何執行計畫、如何吃的實際方法大公開。三階段椰子生酮飲食計畫、飲食計畫前的準備與營養計算表，絕不藏私！

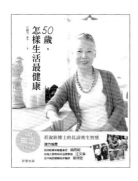

50 歲，怎樣生活最健康：莊淑旂博士的長壽養生智慧

莊靜芬◎著／定價 299 元

照顧自己與長輩都需要的養生智慧

莊靜芬醫師親身實踐母親莊淑旂博士的獨門養生法，越來越年輕，越活越健康！莊家的家傳養生術，誠摯分享給大家。

國家圖書館出版品預行編目資料

椰子用法大全：一瓶椰子油搞定你的生活，讓你愛上椰子的 70
道神奇料理 / 凱薩琳．阿特金森 (Catherine Atkinson) 著；郭珍
琪譯 . -- 初版 . -- 臺中市：晨星，2016.12
　　面；　公分 . --（健康與飲食；105）

譯自：Coconut water and coconut oil : cook yourself healthy with
coconut water, oil, milk and more

　　ISBN 978-986-443-193-9（平裝）

　　1. 健康飲食 2. 椰子 3. 椰子油 4. 食譜

411.3　　　　　　　　　　　　　　　　　　　　　105018487

健康與飲食 105

椰子用法大全：
一瓶椰子油搞定你的生活，
讓你愛上椰子的 70 道神奇料理

作者	凱薩琳・阿特金森（Catherine Atkinson）
譯者	郭珍琪
主編	莊雅琦
校對	陳建甫
美術排版	曾麗香
封面設計	曹雲淇

創辦人	陳銘民
發行所	晨星出版有限公司
	台中市 407 工業區 30 路 1 號
	TEL：（04）23595820　FAX：（04）23550581
	E-mail:health119@morningstar.com.tw
	http://www.morningstar.com.tw
	行政院新聞局局版台業字第 2500 號
法律顧問	陳思成律師
初版	西元 2016 年 12 月 20 日
郵政劃撥	22326758（晨星出版有限公司）
讀者服務專線	04-23595819#230

印刷	上好印刷股份有限公司

定價 320 元
ISBN 978-986-443-193-9

Original Title:
COCONUT WATER AND COCONUT OIL (Catherine Atkinson)
Copyright © Anness Publishing Limited, UK 2014
Copyright © Complex Chinese translation, Morning Star Publishing Inc., 2016

◆ 讀 者 回 函 卡 ◆

以下資料或許太過繁瑣，但卻是我們瞭解您的唯一途徑
誠摯期待能與您在下一本書中相逢，讓我們一起從閱讀中尋找樂趣吧！

姓名：＿＿＿＿＿＿＿＿＿　性別：□ 男　□ 女　生日：＿＿／＿＿／＿＿

教育程度：□ 小學　□ 國中　□ 高中職　□ 專科　□ 大學　□ 碩士　□ 博士

職業：□ 學生 □ 軍公教 □ 上班族 □ 家管 □ 從商 □ 其他＿＿＿＿＿＿＿＿

月收入：□ 3萬以下 □ 4萬左右 □ 5萬左右 □ 6萬以上

E-mail：＿＿＿＿＿＿＿＿＿＿＿＿＿　聯絡電話：＿＿＿＿＿＿＿＿＿

聯絡地址：□□□＿＿＿＿＿＿＿＿＿＿＿＿＿＿＿＿＿＿＿＿＿＿＿

購買書名：　椰子用法大全 ： 一瓶椰子油搞定你的生活，讓你愛上椰子的70道神奇料理

‧請問您是從何處得知此書？

□書店 □報章雜誌 □電台 □晨星網路書店 □晨星健康養生網 □其他＿＿＿＿

‧促使您購買此書的原因？

□封面設計 □欣賞主題 □價格合理 □親友推薦 □內容有趣 □其他＿＿＿＿

‧看完此書後，您的感想是？

‧您有興趣了解的問題？（可複選）

□ 中醫傳統療法 □ 中醫脈絡調養 □ 養生飲食 □ 養生運動 □ 高血壓 □ 心臟病

□ 高血脂 □ 腸道與大腸癌 □ 胃與胃癌 □ 糖尿病 □內分泌 □婦科 □ 懷孕生產

□ 乳癌／子宮癌 □ 肝膽 □ 腎臟 □ 泌尿系統 □攝護腺癌 □ 口腔 □ 眼耳鼻喉

□ 皮膚保健 □ 美容保養 □ 睡眠問題 □ 肺部疾病 □ 氣喘／咳嗽 □ 肺癌

□ 小兒科 □ 腦部疾病 □ 精神疾病 □ 外科 □ 免疫 □ 神經科 □ 生活知識

□ 其他＿＿＿＿＿＿＿＿＿＿＿＿＿＿＿＿＿＿＿＿＿＿＿＿＿＿＿

□ 同意成為晨星健康養生網會員

以上問題想必耗去您不少心力，為免這份心血白費，請將此回函郵寄回本社或傳真
至（04）2359-7123，您的意見是我們改進的動力！

晨星出版有限公司 編輯群，感謝您！

享健康 免費加入會員‧即享會員專屬服務：
【駐站醫師服務】免費線上諮詢Q&A！
【會員專屬好康】超值商品滿足您的需求！
【每周好書推薦】獨享「特價」＋「贈書」雙重優惠！
【VIP個別服務】定期寄送最新醫學資訊！
【好康獎不完】每日上網獎紅利、生日禮、免費參加各項活動！

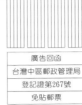
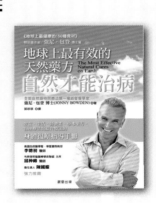
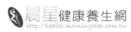
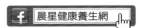